健康ライブラリー　イラスト版

子どものトラウマがよくわかる本

こころとからだ・光の花クリニック院長
白川美也子 監修

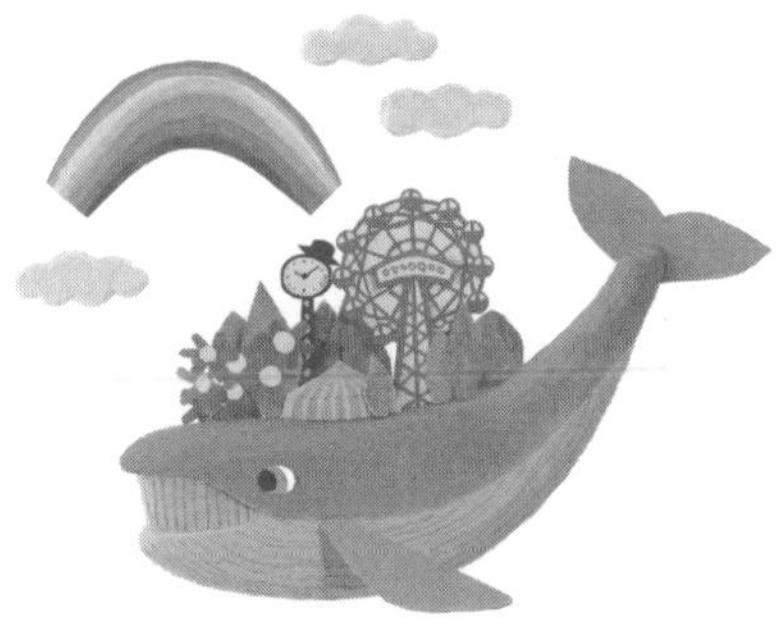

JN050649

講談社

まえがき

私が携わった『トラウマのことがわかる本』が出版されたあと、「子どもの」トラウマについてもっと知りたいという要望をいただくようになりました。じつはトラウマ的な出来事に対する反応は、子ども期からの体験が大きくかかわってきます。ですから『トラウマのことがわかる本』には、精いっぱい「子どものトラウマ」について記したつもりでした。しかし「実際の子ども」ということを念頭においてじっくり見直してみると、まだまだ描き切れてない部分、書き足したい部分がたくさんあるように思えてきました。

虐待やDVの関係する虐待死事件が後を絶ちません。トラウマが認識されないことによって、事件や自死に発展したり、重篤な後遺症を残すケースもあります。再演や、再被害、支援のなかでの二次被害など、再トラウマ化は大きな問題です。その裏には未だ表に現れていない、被害を受けた多くの子どもたちや苦しんでいる親もいるかもしれません。

そこで、出版社の方や編集者の方と話し合いを重ね、子どもとかかわるさまざまな人に向けた本をもう一冊編むことになりました。今回の本は、私の臨床経験のみならず児童養護システム（児童相談所、乳児院や児童養護施設など）や行政との協働、そして多くの同時代の方のお仕事の上に成り立っています。また同じ志をもつ、子どもにかかわる仲間の意見をいただきました。巻末に記しておきます。

本書を編むうえで基礎となっているトラウマインフォームドアプローチ（トラウマへの理解を深め、かかわっていくという姿勢）の文脈では、すべての人が支援者です。支援者は権限をもって子どもや家族をコントロールするのではなく、子どもや家族とともに回復の道程を併走する存在です。そのために知ってほしいことをまとめました。当事者の方にとっては自己理解と回復につながること、支援者の方にとっては支援がうまくいくこと、双方がエンパワメントされ、この世に生きている幸せを感じられる瞬間が増えるのに役立つ本になっていたらうれしいです。

こころとからだ・光の花クリニック院長
白川 美也子

子どものトラウマがよくわかる本

もくじ

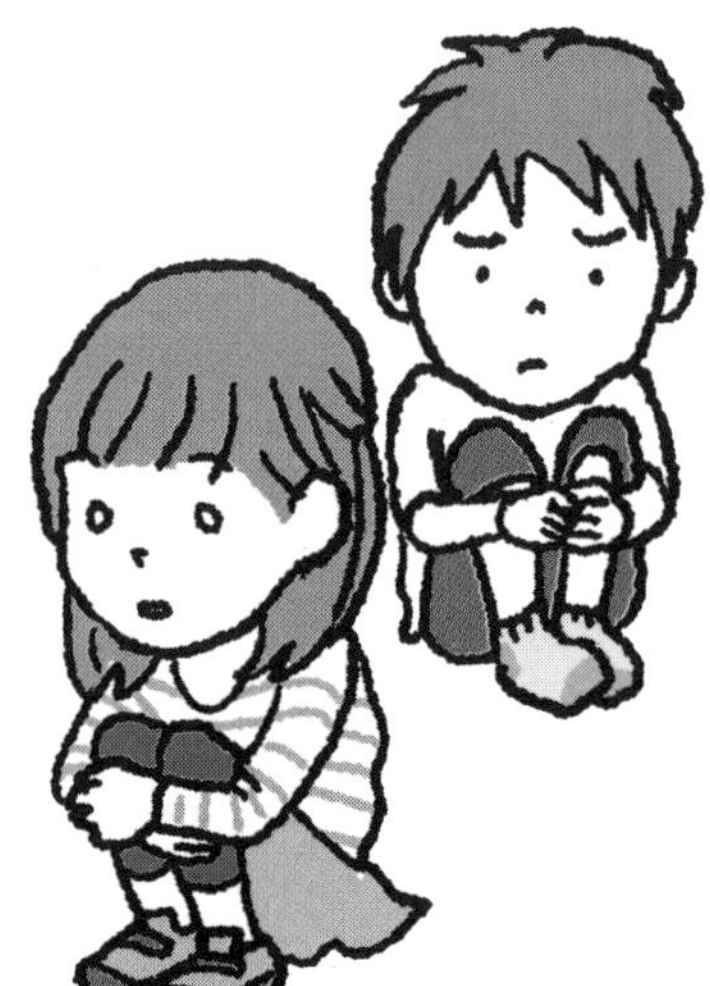

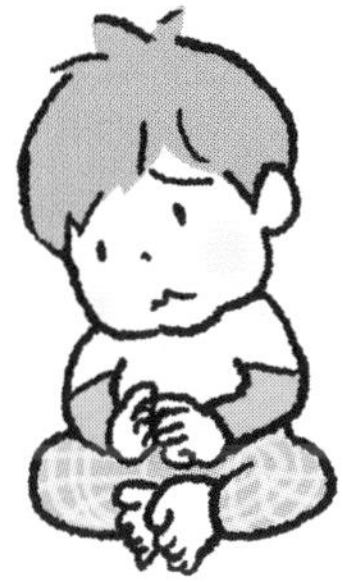

第2章 虐待されてきた子どもに起こること

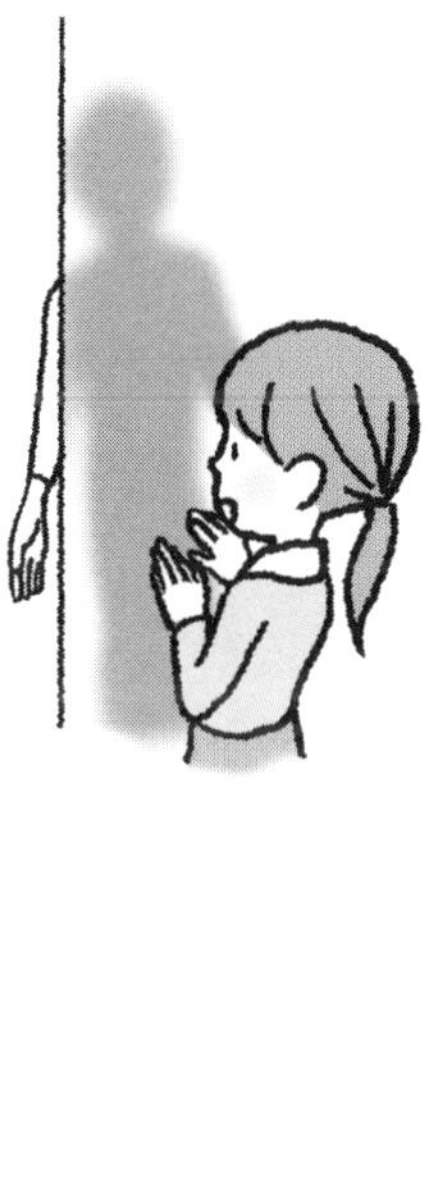

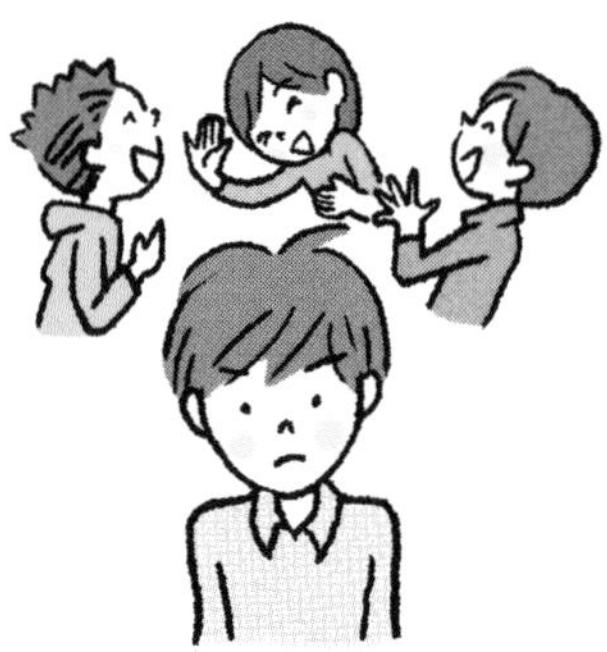

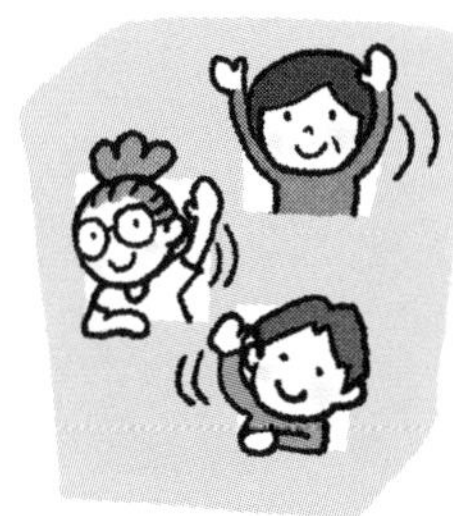

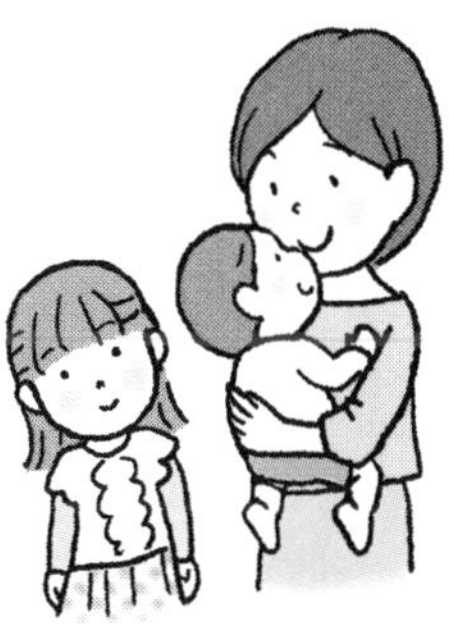

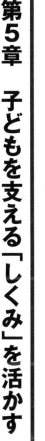

「困った子」は「困っている子」
気づかれにくい子どものトラウマ

「トラウマ」は、過酷な体験によって生じる心の傷。その影響は子どもの日々の様子や行動に現れます。ここに示すような様子がみられる子どもは、周囲には「困った子」とみられがちですが、子ども自身、自分ではどうにもならずに困っています。

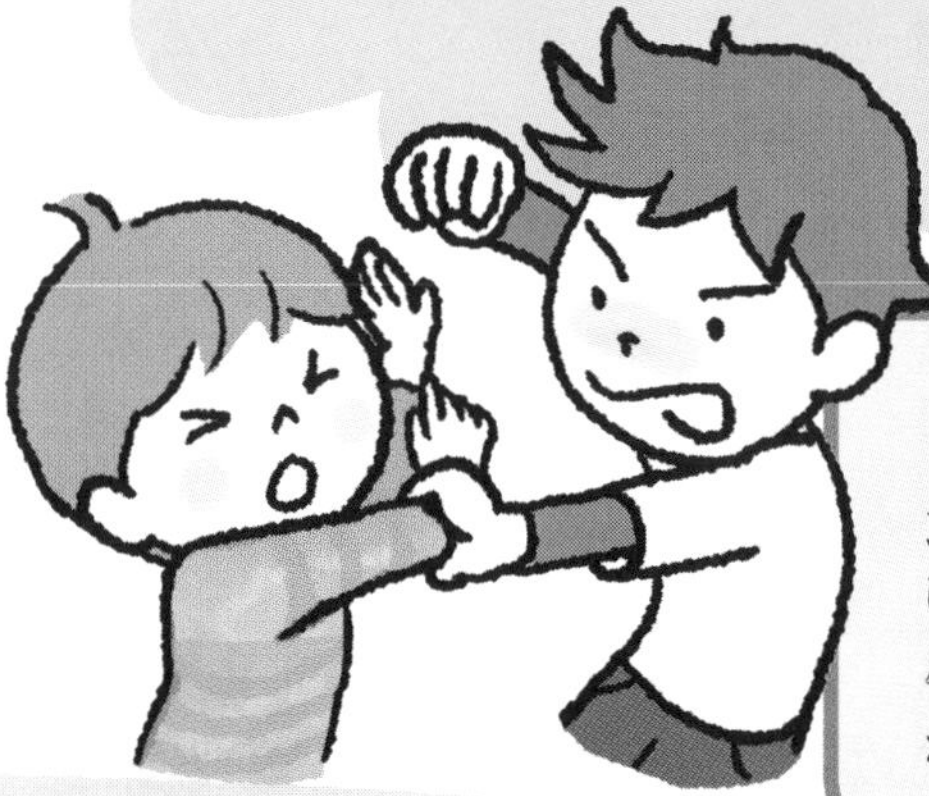

友だちとトラブルばかり

攻撃性の高まりは、トラウマのある子どもに起こりうる自然な反応の一つ。友だちをいじめる、侮辱する、暴力をふるうなどといったかたちで現れることがある

大人に対して反抗的、挑戦的な態度が目立つ

虐待によるトラウマをかかえている子どもは力の差に敏感。「支配的」と感じる相手に怒りや敵意を感じやすい

行動

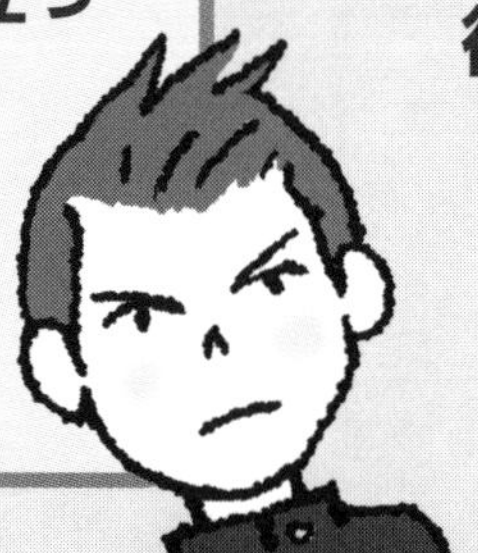

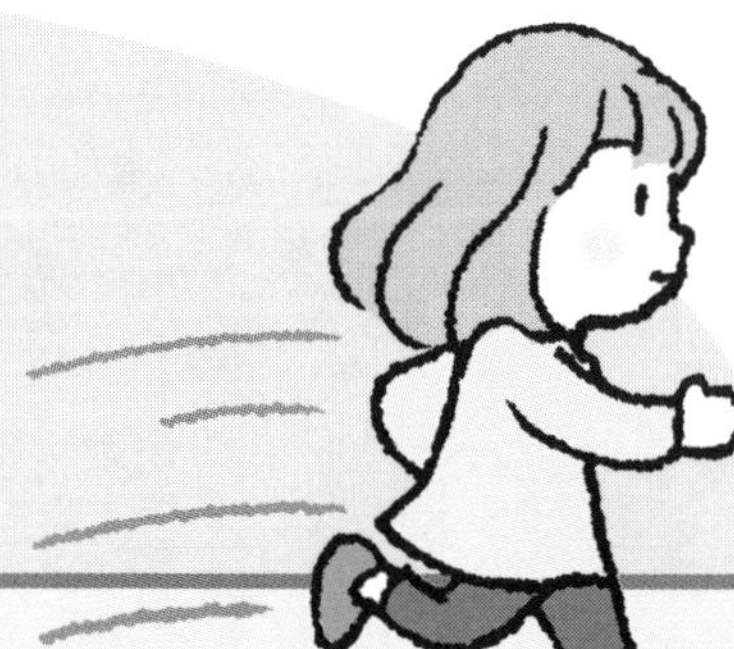

リストカットのような自傷行為や、いわゆる非行をくり返すようになることもある（→P19、30）

落ち着きがない

危険な出来事を体験したあとは脳の興奮が続きやすい。幼児では走りまわる、食べなくなるといった現れ方をすることも

災害や事故など、衝撃的な出来事に遭遇したあと、
子どもの様子に変化がみられれば、
出来事と子どもの状態との関連は見出しやすいものです。
一方で、家庭内での虐待や過去の性被害など、傍目にはわかりにくい出来事が
子どもの心に傷を残す原因になっていることもあります。
困った行動や気がかりな様子がみられる子どもには、
「トラウマがあるのかも？」という視点をもち、かかわっていくことが必要です。

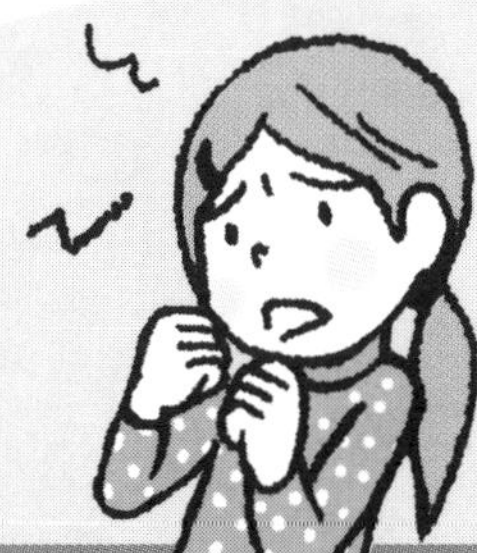

感情

感情のコントロールができない

怒り、悲しみなど激しい感情が、なかなかおさまらない。激しいかんしゃくを起こしたり、泣き続けて止まらなかったりする

極端なこわがりに

特定の場所や状況を極端におそれ、不安な様子を示す

いつも投げやり、否定的

「わからない」「知らない」「どうでもいい」が口ぐせ

ぼーっとしていることが多い

忘れものが多かったり、勉強に集中できなかったりする様子が目立つ

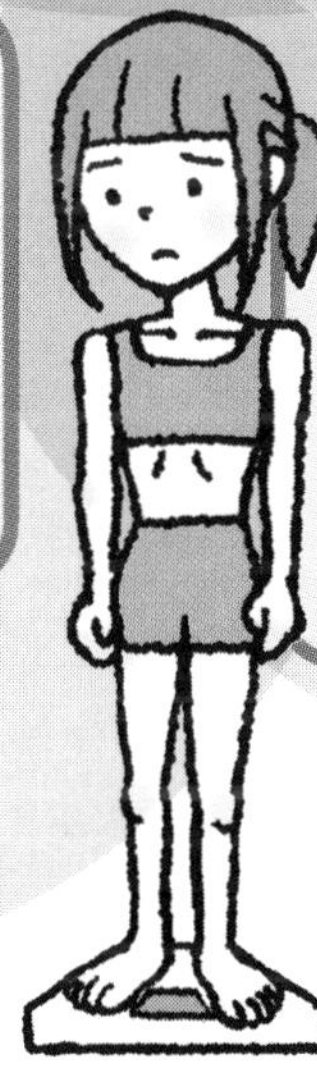

拒食や過食に

極端な食事制限や過食・嘔吐のくり返しなど、摂食障害といわれる状態になることも

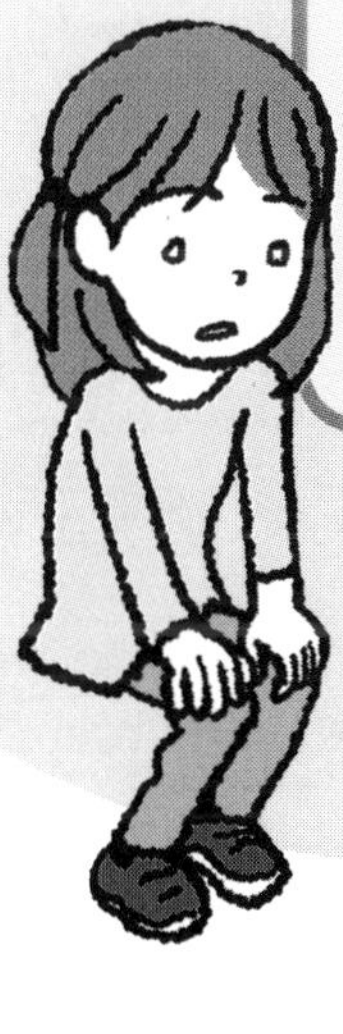

認知・学業

子どもが自分から「なにがあったか」を話すことは少ない

心に傷を残すような体験を「トラウマ体験」といいます。

子どもが「そのこと」について自分からだれかに話すことは、決して多くはありません。

子どもはなぜ、自分の体験や置かれている状況を開示しようとしないのでしょうか？

それにはいくつかの理由があります。

- だれに、なにを、どう伝えればよいかわからない
- なにがあったのか、はっきり思い出せない
- 日常的にくり返されていて、それが「間違ったこと」であると知らない
- 話してもなにも解決しない、むしろ、もっと悪い状態になると思っている
- 知られたら恥ずかしいことだという意識が強い
- ほかの人や、家族、加害者に「黙っていたほうがよい」と脅迫されたり、指示されたりする。自分自身も、そう思っている
- ほかの人が「そのこと」を知ったときの反応をおそれる
- 自分が責められるのではないかというおそれや、罪悪感がある
- 「罰」をおそれる。問題が表に出ることをおそれる
- 過去にだれかに話をしたとき、心配していたとおりマイナスの結果になった
- 災害や大きな事故などの場合、自分だけが生き延びたことに罪悪感をもっている

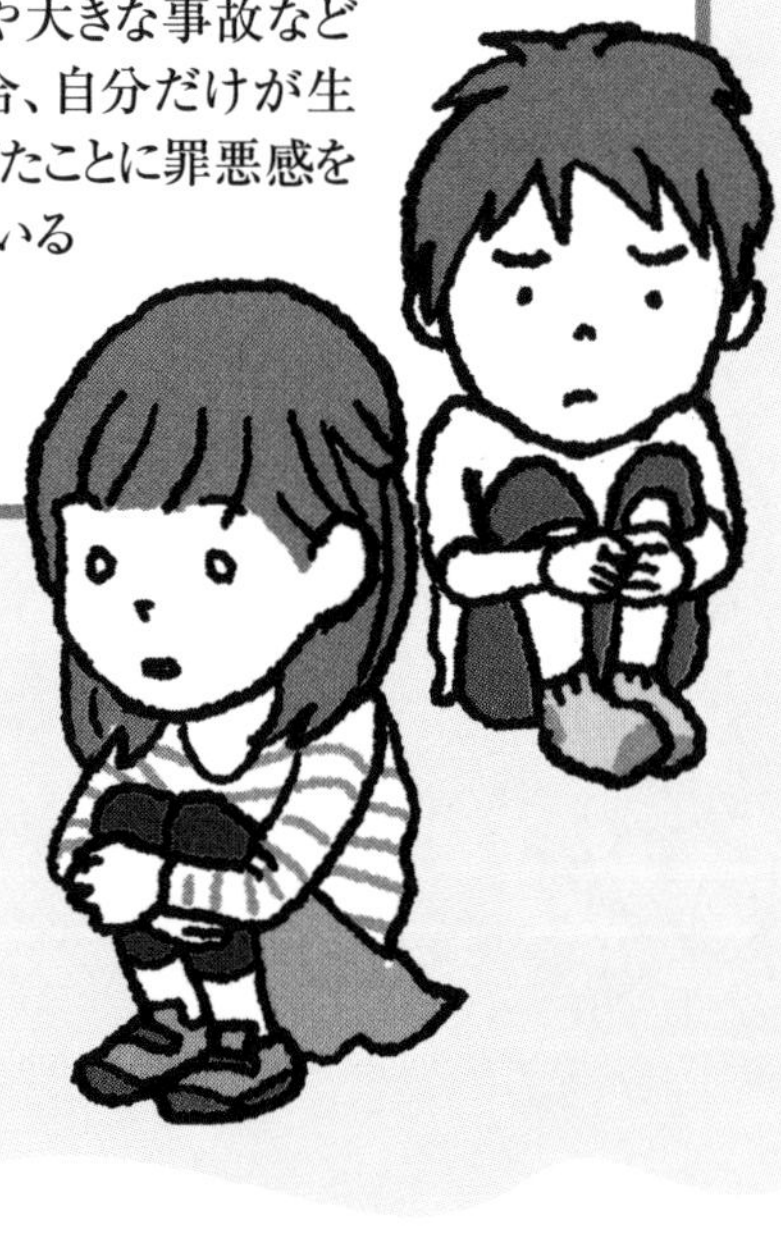

子どものトラウマは、
数々の問題行動を引き起こすだけでなく、
その先の人生に大きな影響を及ぼすおそれがあります。
子どもが自分から語ることは少ないからこそ、
周囲がトラウマの存在に気づき、
子どもの回復のためになにができるかを考え、
行動していくことが求められています。

第1章 子どものトラウマが特別な理由

つらい体験によって心身にダメージが現れることは
大人にも子どもにもあります。
ただ、子どもは発達の途上にあるがゆえに、
大人以上にトラウマを負いやすいもの。
子ども時代に負ったトラウマによる影響は、
広く、長く続く傾向があります。

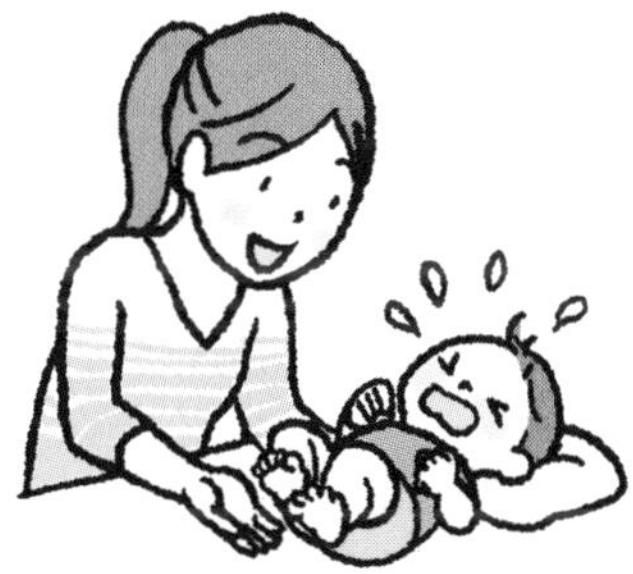

子どものトラウマの特徴①

養育者との関係が記憶の残り方に影響する

子どものトラウマのでき方や影響の及び方は、大人とは異なる面があります。育つ過程にある子どもがつらい出来事に対処していくためには、身近な大人の助けが必要です。

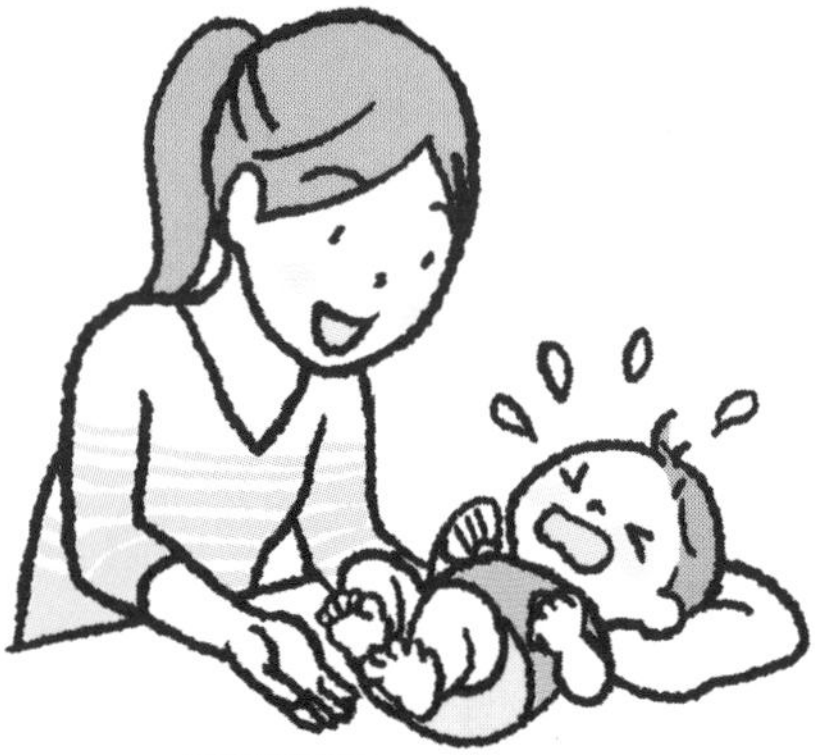

子どもの発達に必要な大人の適切なかかわり

子どもは「小さな大人」ではありません。子どもがさまざまな能力を身につけ、自分で自分をコントロールできるようになるまでには、養育者、つまり親をはじめとする身近な大人の適切なかかわりが必要です。

子どもが快・不快のサインを行動で示す

子どものサインに応じて身近な大人（養育者）が適切にかかわる

快適さをもたらすように調節・調整される

発達

子どもが自分で調節・調整できるようになる

養育者のかかわりを通じて、子どもは「こういうときにはこうする」という方法を身につけ、自己調節できるようになっていきます。

体験後のケアによって記憶の残り方は変わる

トラウマは、なんらかのつらい出来事を体験することによって生じます。子ども自身が危険な状態にあることを認識していること、極度の無力感を感じていること、さらにそのときのつらい記憶が保持されることで、トラウマは生じやすくなります。

ある出来事が子どもにとってのトラウマになるか否かは、その前後、とくにその出来事を体験したあと、子どもが養育者との関係の支えのなかで安心感を得られるか、心身の状態をほどよく調節できるかが大きく影響します。

イギリスの精神分析家であるウィニコットは、「親子は一つのユ

「つらい出来事」の記憶の残り方

トラウマは過去のつらい体験によって生じます。トラウマとなるような出来事の記憶は、通常の記憶とは性質の異なる「トラウマ記憶」として残り、日常生活に影響を及ぼし続けます。

トラウマとなるような出来事を体験する
（→P12）

つらい!

こわい!

安心感を得られない

まだ危ない!

自分にはどうすることもできない……

- 安全基地として機能する人がいない
- なにがあったか伝えられない

トラウマが残り影響し続ける

体験したことのすべては凍結され、「トラウマ記憶」として残り続け、子どもの心身に影響を与え続けます。

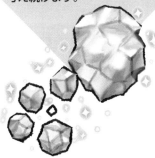

体験した瞬間の五感、感情、思考、言葉などすべてが冷凍保存されたように残る

重要な他者に調節してもらう

心配ないよ

子どもは親などに保護を求めます（アタッチメント行動→P16）。重要な他者との関係のなかで安心感が得られると、心身の状態は非常時モードから平常モードへと調節されます。

過去の記憶となっていく

つらい思い出として残っても、そのときの感情や感覚は時間がたつうちに薄らいだり、当時とは異なるものに変質していったりします。

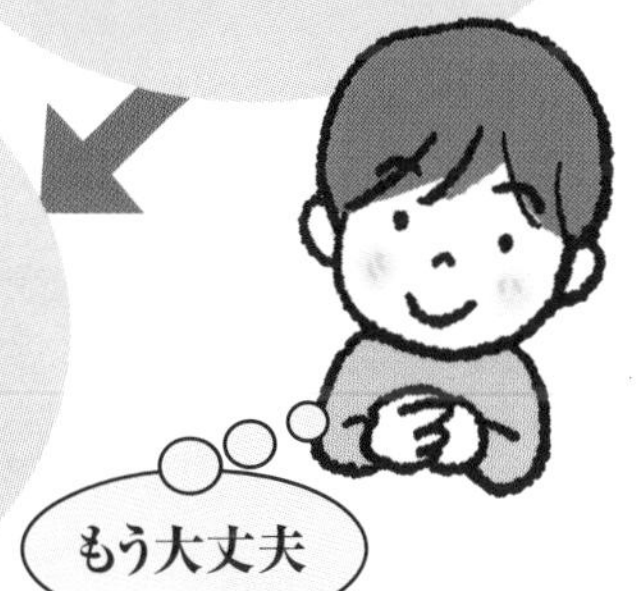

ニットである」と述べています。ユニットとして親が子どもを適切に調節するプロセスは、子どもが自分で自分を調節するメカニズムとして、徐々に子どものなかに内在化されていきます。養育者自身の安定と、子どもが安心できる関係は、まだ自己調節が十分にできない子どもにとって、つらい出来事の記憶のされ方を左右する重要な要因なのです。

　子どもの場合、大人は「これくらいのこと」と思うような出来事であっても、その後のケアのあり方によってはトラウマになりうるのです。そのような意味で、子どものトラウマは累積的な性質をもっているといえます。

子どものトラウマは大人とは違う面がある

子どもは大人と違い、発達段階の途上にあります。トラウマ体験の記憶（トラウマ記憶）の残り方、トラウマの影響の及び方は、大人とは異なる特徴がみられます。

トラウマをとらえる「3つのE」

トラウマとはなにか、子どもと大人でなにが違うのかを明確にするために、アメリカ薬物乱用精神保健管理局（SAMHSA）が示す3つの視点（3つのE）が役立ちます。発達段階や関係性が加味されているからです。

Events
（トラウマとなる）出来事

個人が体験する、感情的もしくは身体的に有害な、あるいは生命に危険のある一回性、または、一連の出来事や、ある種の環境

Experiences of events
その出来事をどのように体験したか

同じ出来事、似たような出来事をどのように受け止めるかは、下記の点が異なると変わってくる

- ●個人の文化的な背景
- ●社会的支援の可能性（家族の支援・コミュニティでの孤立など）
- ●個人の発達段階や性別（年齢などによる理解や経験の違い）

Effect
影響

個人の機能および精神的・身体的・社会的・感情的・霊的な健康を脅かす影響。体験の受け止め方が変わると、影響の現れ方も違ってくる

発達に影響することが問題になる

子どもは発達していく段階の途上にあるという点において、大人とは大きく違う存在です。おそろしい体験がトラウマになることは年齢を問わずありますが、年齢によってその出来事の受け止め方、つまり体験のしかたは異なり、影響の現れ方も変わってきます。

養育者の不適切なかかわりによる傷は、発達のしかたに大きな影響を及ぼします。養育者が適切にかかわっていても、養育者が気づかないところでトラウマを負った子どもは、トラウマ記憶がじゃまをして、養育者に心から甘えられないかもしれません。また、幼少時に受けた性被害のように、大き

未発達だからこそ影響は大きくなりやすい

子どもは心身ともに未発達な状態にあります。トラウマになるような出来事は、発達のしかたにも影響を及ぼすおそれがあります。

世界観が形成される時期だから……
ものごとを否定的にとらえやすい

子どもにとっては、家庭の中が世界のすべてです。そこで起きたことをもとに世界観が形成されていきます。家庭の中で傷つけられる体験を重ねれば、家庭の外で出会う人も世界も、否定的にとらえがちになります。

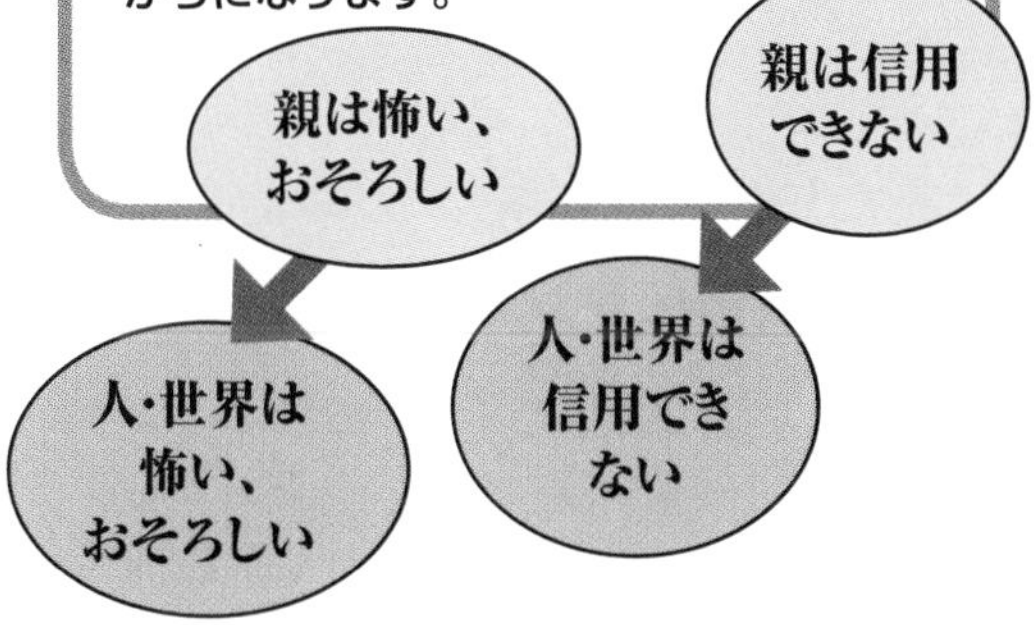
親は怖い、おそろしい
親は信用できない
人・世界は怖い、おそろしい
人・世界は信用できない

言語領域の発達過程にあるから……
トラウマ記憶の残り方が特殊

言語化がむずかしいため、五感や思考のすべてを含む詳細かつ膨大な記憶となるか、すっぽり抜け落ちてしまうかのどちらかになりがちです。

トラウマ記憶には、時系列の誤りや事実の誤認がみられることがあります。出来事が起こる直前に目にしたこと、耳にしたことが「悪いことが起こる前兆」として刷り込まれることもあります（前兆形成：omen formation）。

自分と世界を関係づける時期だから……
自責感や自己否定感をもちやすい

自分が望まない事態が起きたとき、なにか、あるいはだれかの非を見つけるより、「自分が悪い」と考えるほうが子どもにとっては簡単です。自責感をいだいたり、「自分はどこかおかしい」と、自分を否定的にとらえたりしやすくなります。

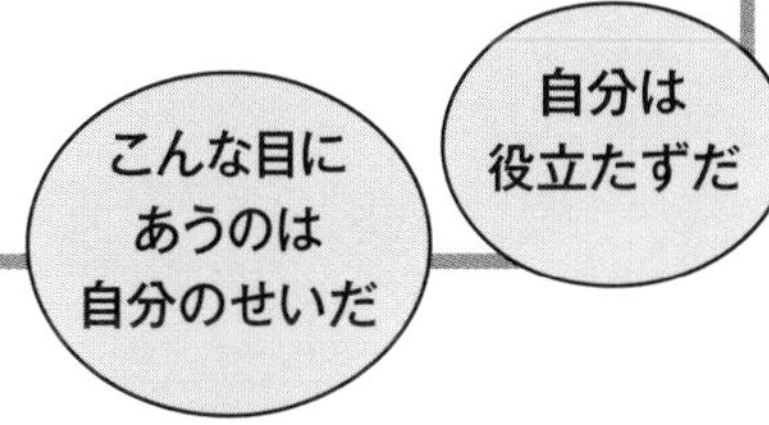
こんな目にあうのは自分のせいだ
自分は役立たずだ

くなってから行為の意味を理解し、体験の受け止め方が変わることで、トラウマの影響が出始めるといったことも起こりえます。

子どものトラウマは、その生じ方も影響の現れ方も、大人とは異なる面があることを理解しておくことが大切です。

出来事のタイプによる違い

子どものトラウマ研究の先駆けとなったアメリカの精神科医レノア・テアは、子どものトラウマを、単発の予期しない突然の脅威的な出来事によって生じるトラウマ（Ⅰ型トラウマ）と、虐待、戦争など、長期にわたり何度もくり返される体験によって生じるトラウマ（Ⅱ型トラウマ）の二つのタイプに分類し、出来事のタイプによって影響の現れ方に違いがあることを示しました。

Ⅰ型はＰＴＳＤ（→Ｐ20）、Ⅱ型は複雑性ＰＴＳＤ（→Ｐ22）につながる概念です。

子どもによる違い

傷の残りやすさを左右する要因は複合的

子どもが「つらい」と感じるような体験のすべてが、トラウマになるわけではありません。似たような体験をしていても、トラウマになる子・ならない子がいます。その差はどこにあるのでしょうか？

傷の残り方にかかわる要因

バネは伸び縮みすることでその役割を果たします。子どもの心をバネにたとえるなら、トラウマはバネがつぶれて弾性を失った状態といえます。バネ、すなわち心にダメージが生じる要因は複数あります。

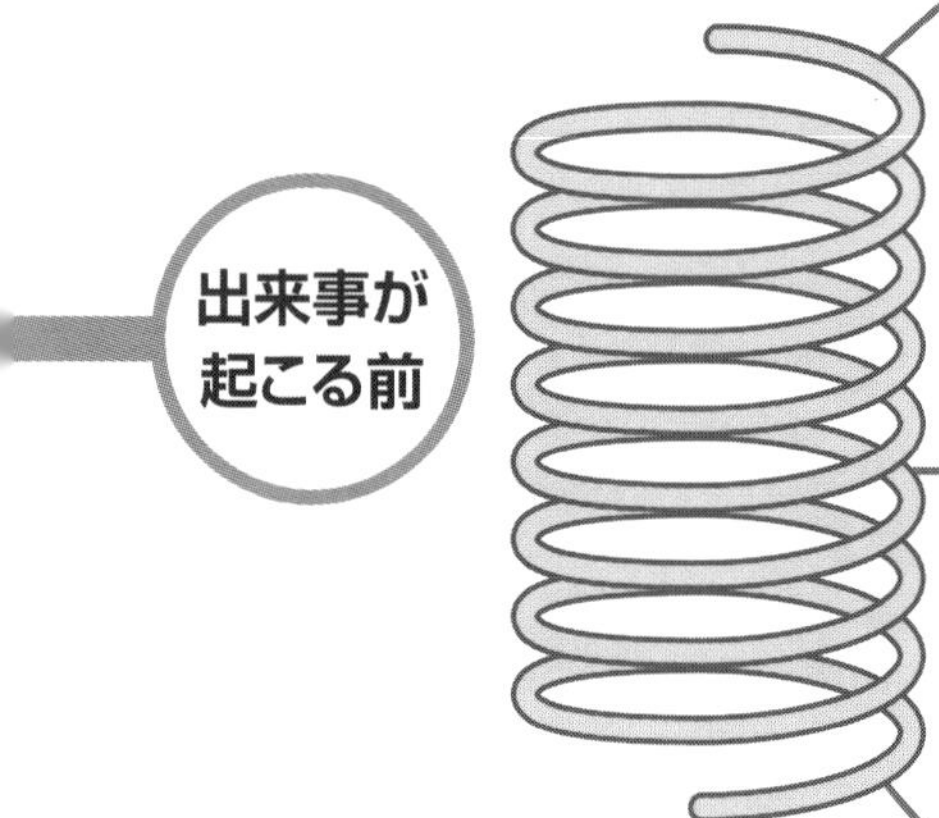

子ども自身の素因

トラウマとなりうる出来事を体験した年齢が低い、発達障害がある(→P28)、もともと不安障害などの素因をもって生まれているといった場合は、トラウマが残りやすいとされています。

トラウマ体験の重なり

以前にもトラウマとなるような出来事を体験していた場合には、新たな出来事によって再びトラウマが生じやすくなります。

環境

機能不全の家族はトラウマが残りやすくなる要因の一つ。特定の養育者との間に安定した絆ができている、困った問題をかかえる家庭に対する社会的なサポート体制が整っているなどといったことは、トラウマが残りにくくなる要因になります。

出来事そのものの内容だけでは決まらない

子どもはさまざまな体験を重ねるなかで成長していきます。ストレスを感じるような体験でも、成長や学びにつながることはあります。けれど、その子にとって大きすぎるストレスはトラウマとして残り、悪影響を及ぼし続けます。バネにたとえて説明するなら、

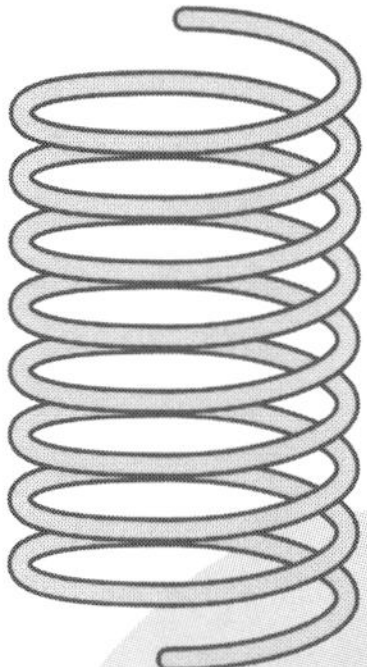

元に戻る=ストレス

体験そのものの内容

過酷な体験であるほど、傷は残りやすくなります。どれくらい続いたのか、対人的なものならばだれに危害を加えられたかなどといったことも関係します。

※1　トラウマを残す可能性のあるストレス要因

レジリエンス

（回復する過程→P67）

力

（トラウマティックストレッサー[※1]）

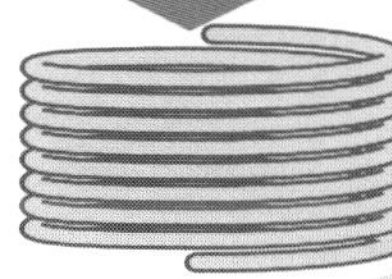

出来事が起こる

回復にかかわる要因

以下のように、さまざまな要因があります。これらすべてが一体になって「首尾一貫感覚（SOC）[※2]」というレジリエンスを支える基盤をつくります（アントノフスキーによる）。

①社会文化的文脈
②歴史的文脈
③育てられ方
④社会的役割
⑤個人的特質と運
⑥心理社会的資源
⑦遺伝体質的資源
⑧人生経験の質
⑨人生経験の一貫性

「資源」というのはその人のもつお宝のようなもの。大人や社会、共同体の役割の重要性がわかりますね。

子どもの場合、特定の養育者との関係性がとくに重要

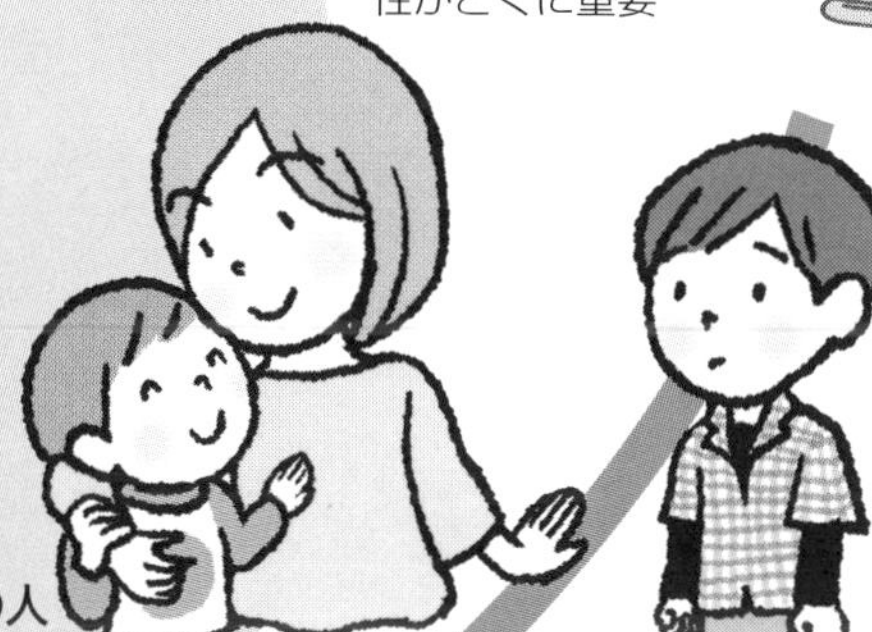

解離症状の有無

出来事の最中に生じその後も続く解離（→P24）の症状は、PTSD発症の危険因子とされます。

ひずみが残る=トラウマ

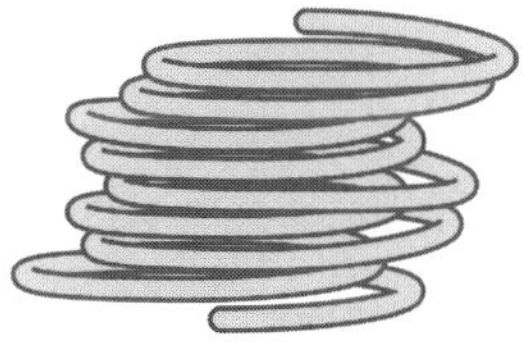

※2 Sence of coherence。把握可能感（状況を理解する）、処理可能感（なんとかなると思う）、有意味感（意味とやりがいを感じる）という3つの要素から成り立つ

力を加えられてひずんだバネが元に戻るか、それともひずみが残ったままになるかは、バネの材質や太さ、巻き方や、加わる力の大きさや回数によります。また、バネのまわりに衝撃を吸収するものがあれば、同じ力でもバネにひずみを残しにくくなりますし、ひずんだバネを巻き直すことができれば弾力性が戻ります。これは一つの比喩にすぎませんが、トラウマの生じ方、残り方は、出来事そのものの内容だけでなく、さまざまな要因が関係しているのです。

アタッチメント（愛着）とは

幼少期に形成が始まる安心感を得るためのパターン

子どものトラウマは、養育者との関係性が大きく影響します。その養育者との関係性を端的に示すのがアタッチメント（愛着）といわれるもの。アタッチメント理論はボウルビィによって確立されました。

アタッチメント（愛着）の成り立ち

アタッチメントは「特定の対象者との情緒的な絆」とされますが、そもそもは、特定の対象に近づくことで安全・安心を得ようとする生物としての傾向を指し示す言葉です。

幼少時、特定の養育者とのかかわりのなかで発達し、そのパターンが決まっていきます。

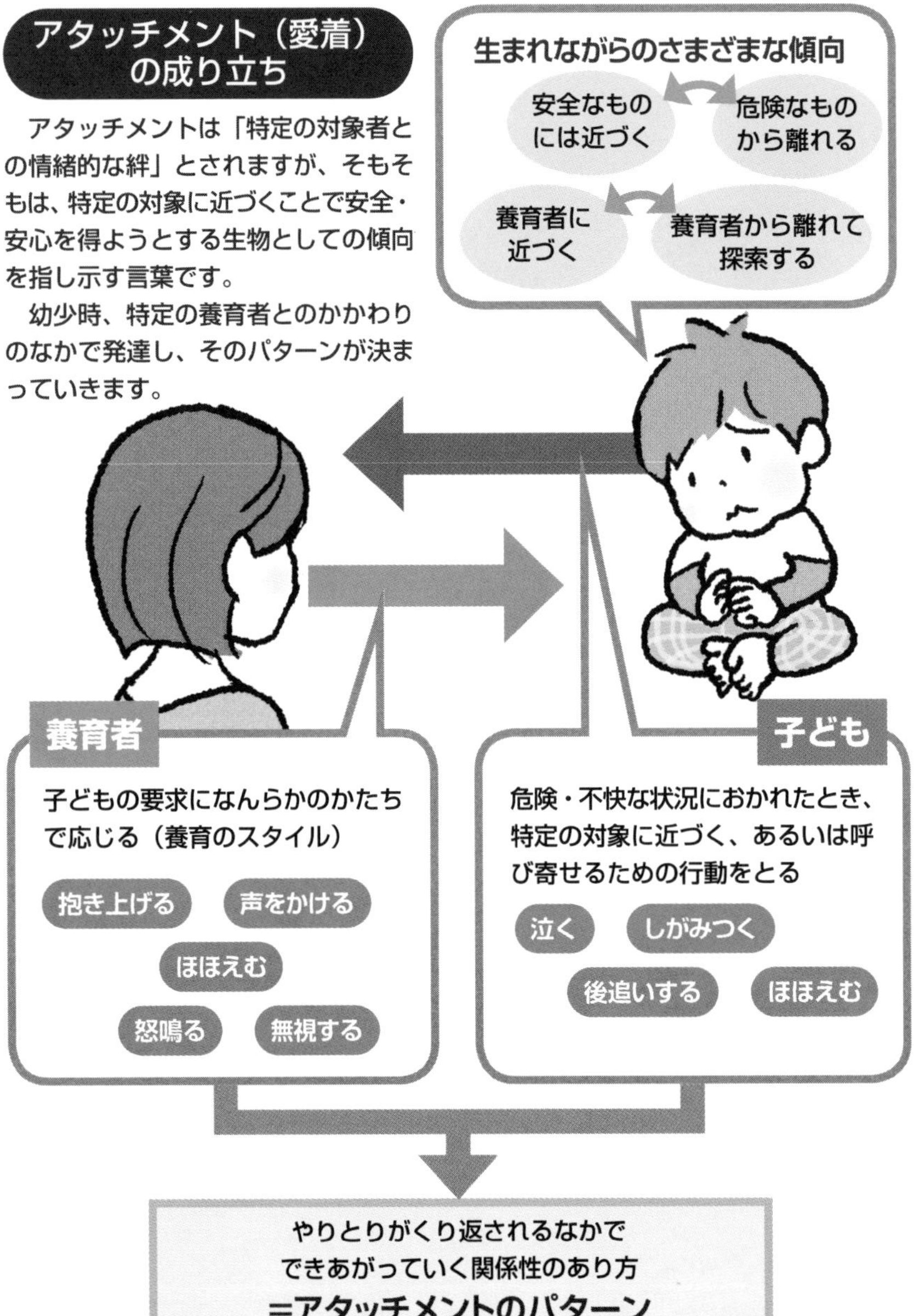

基本的には幼少期の子どもと養育者との間で築き上げられるものであるが、その後、対人関係の基礎ともなっていく

安全・安心を得るためのスタイルはいろいろ

アタッチメントは、恐怖に対応するシステムと連動し、生き残るために保護を求めるシステムです。そのパターンは、子どもが養育者と引き離されたり見知らぬ人に近づかれたりしたときの反応で、4つに分類されます（ストレンジ・シチュエーション法）。

安定型

安全・安心を得やすい

子どもは泣いていても養育者が近づけば落ち着きます。養育者が子どもの要求にほどよく応じている場合に形成されやすいパターンで、アタッチメント行動が受け入れられる関係のなかで、子どもは安全・安心の双方を得ることができます。

パターンとして確立している

アタッチメント行動は逃走反応（→P18）、なかでも逃げ込む（Flight to）反応です。逃げ込む先の対象者（養育者）がどう応じるかでアタッチメントのパターンが形成されていきます。

回避型

近づかないことで安全を確保

養育者と離れても泣いたりせず、再会しても近づこうとしません。世話はするが甘やかさない、子どもが泣き叫んでいる場合はむしろ遠ざけるなどアタッチメント行動が受け入れられない場合、子どもはアタッチメント行動を避けながらも養育者のそばにとどまることで、安全を得ています。

アンビヴァレント型

相反する行動を示しつつ安全を確保

養育者が子どもの要求に気づきにくかったり、自身の都合で対応を変えたりする場合、子どもはアタッチメント行動をとっても安心できません。くっつくことも離れることもできず、泣きながら怒るなど相反する行動を示しつつ、そばにとどまることで安全を確保します。

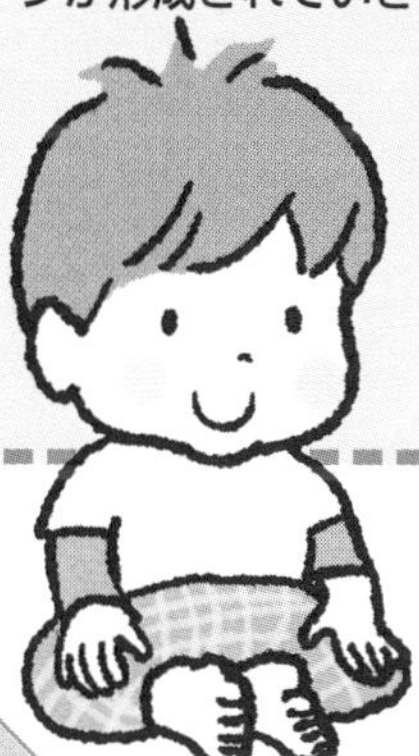

無秩序・無方向型

安全も、安心も得られない

アタッチメントの対象である養育者が恐怖の源になっている場合、アタッチメントパターンが形成されません。養育者に近づこうとして固まったりするなどします。

幼児期後期以降は「統制型」に変化し、アタッチメント対象者を攻撃する、あるいは世話をするというかたちでコントロール感を得ます。

虐待で起こりやすい無秩序・無方向型

アタッチメントのパターンのうち、最も安心感を得やすいのは安定型ですが、回避型もアンビヴァレント型も、それぞれの養育者との間において安全を確保し、二次的に安心を得るというパターンができています。

このパターンが形成されないのが無秩序・無方向型で、虐待された子どもに多くみられます。安心感が得にくいために傷が残りやすく、虐待以外の体験もトラウマ化しやすくなるといえます。

トラウマの多様な現れ方①

子どものトラウマは「問題行動」として現れる

トラウマを負った子どもは、さまざまな問題行動を示すことがあります。「困った行動」は子ども自身の選択の結果ではなく、トラウマがもたらす反応や症状としてくり返されるのです。

トラウマによる問題行動の現れ方

「危ない！」と感じたとき、危険を避けるために身体反応が生じます。トラウマ体験時に生じた反応がうまく完了されずにトラウマ記憶として残ると、次のようなことが起きてきます。

トラウマ体験を想起させる引き金がひかれる

ストレス反応

危険を感じたときに起こる身体反応を「3F（スリーエフ）」といいます。「闘争か逃走か反応」がうまくいかないとシャットダウンが起こり、フリーズが生じます。子どもによって3Fの現れ方は異なります。ファイトが強く怒りっぽい子もいれば、フライトが強く人とかかわろうとしない子、フリーズが強く、固まった状態になりやすい子などいろいろです。

過覚醒

ともに体の活動性を高める交感神経系が関与する反応（闘争か逃走か反応）で、車にたとえるならアクセルを踏み込んでいる状態といえます。

Fight ファイト（闘争）

危険な状況に立ち向かおうとする（闘争する、立ち向かう、攻撃的になる）

Flight フライト（逃走）

危険な状況から離れようとする（逃げる、ひきこもる、白昼夢にふける）

シャットダウン

闘うことも逃げることもできなければ、全身に急ブレーキがかかり活動停止（シャットダウン）の状態に。副交感神経の背側迷走神経系が関与する、より原始的な反応です。

Freeze フリーズ（凍りつき）

凍りついたように動けなくなってしまう（固まる、動けない、同じことをくり返す）

「問題行動」は防御のための対処法

トラウマになるような体験をしたとき、危険に対処する方法として、意識するより先に身体的な反応が生じます。そうした状況のなかで生きてきた子どもは、客観的にみれば危険とはいえない状況でも、あるいは危害を及ぼすおそれのない相手に対しても、しばしばトラウマを負ったときと同じように反応し、行動します。

「問題行動」とみられがちですが、トラウマをかかえる子どもにとっては、不安な状態から逃れ、なんとか安心したいがための対処法であり、自分を守るための行動であると考えられます。

固定化した症状

重要な他者（養育者）とのアタッチメント関係のなかでうまく調節・調整されないと、一時的な反応から変化しにくい症状へと固定化していきます。「問題行動」から診断がつく状態までいろいろです。

外在化症状

より身体的な防御反応で、どちらかというと男児に多くみられます。

- ■攻撃的な行動、暴言・暴力など
- ■衝動性・多動性・不注意が目立つ
- ■いわゆる非行※
- ■違法薬物の使用※など

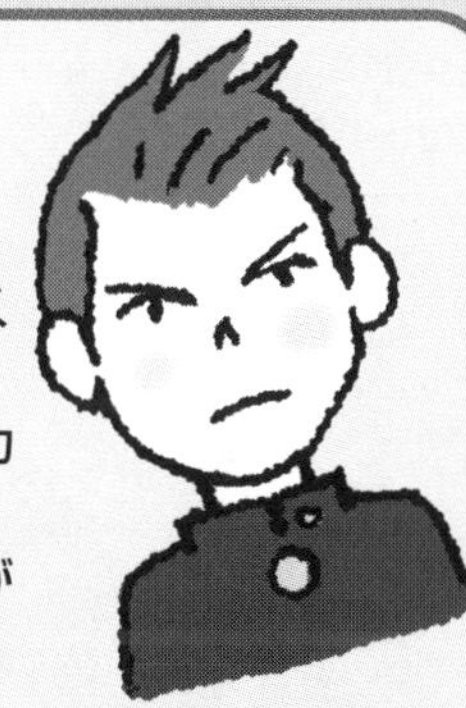

反抗的な態度は防御の現れであることも

内在化症状

自分のトラウマに触れないよう、行動だけでなく考えることそのものを避け続ける「回避」という状態に。どちらかというと女児に多い傾向があります。

- ■不安、抑うつ、身体化、心身症状、PTSD（→P20）
- ■自傷、自殺企図
- ■過量の飲酒※など

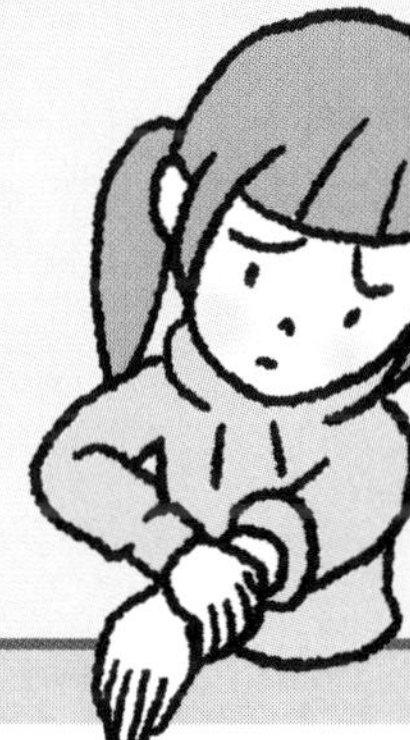

考えないようにしていてもトラウマは消えない。つらい気持ちを切り離すために自傷行為をくり返すことも

今度は加害者になる

再び被害者になる

再演

知らず知らずのうちに、トラウマを負ったときと同じような状況に身を置きやすくなります。

※思春期以降

トラウマの多様な現れ方②

子どものPTSDは「遊び」として現れることも

PTSDは、トラウマに関連して起こる障害の一つ。年齢を問わず生じますが、低年齢の子どもの場合、特有の現れ方をすることがあります。

子どものPTSD症状

PTSD（Post -Traumatic Stress Disorder：心的外傷後ストレス障害）は、危うく死ぬ、重傷を負う、性的暴力を受けるといった出来事を直接体験するか、他人（主に養育者）に起こったことや、その死を目撃したり、聞いたりすることで生じるもの。主要な症状には、侵入症状・過覚醒・回避があり、これらの症状が体験後に現れ、1ヵ月以上続いたものをPTSDといいます（DSM-5による）。

侵入症状

意図したわけではないのにトラウマ記憶が不意によみがえる症状で、夢やフラッシュバックというかたちで現れたり、遊びのなかで再現されたりします。

遊びのなかで再現する

低年齢の子どもは、自分が体験したこと、目撃したことなどを遊びのなかで再現することがよくあります。「ポストトラウマティックプレイ」といわれ、固い表情でとりつかれたように「そのときのこと」をくり返します。

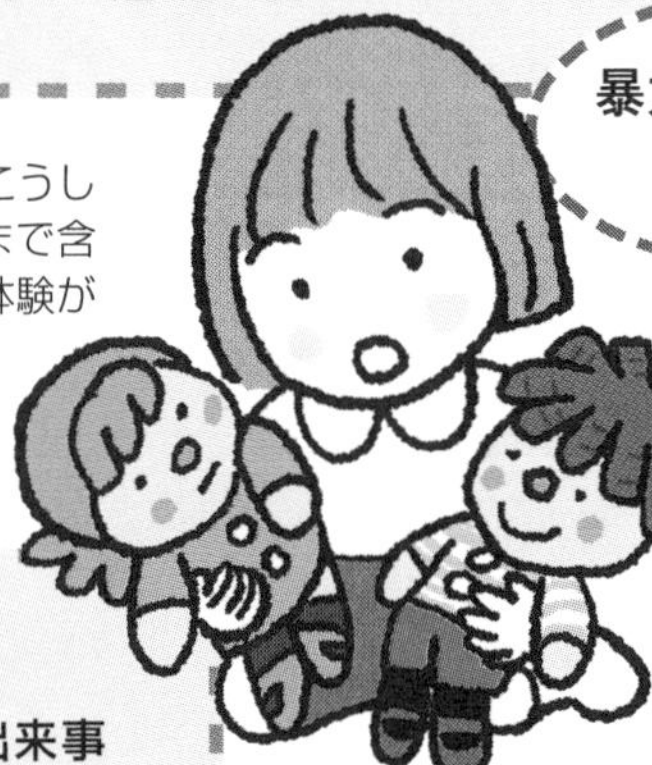

暴力的・破壊的な人形遊び

津波ごっこ

地震ごっこ

想像でのごっこ遊びなら、「こうして助かった」というところまで含まれるのが普通。トラウマ体験が再現される場合、被害を受けたままで終わる

悪夢を見る

トラウマとなった出来事や、はっきりそうとはわからなくても、とても怖いいやな夢を見るといった形で再現されることがあります。

フラッシュバックが起こる

トラウマ体験時の不快な感覚が、自分の意思とは関係なく、突然頭のなかに侵入してきたように生々しくよみがえる現象です。

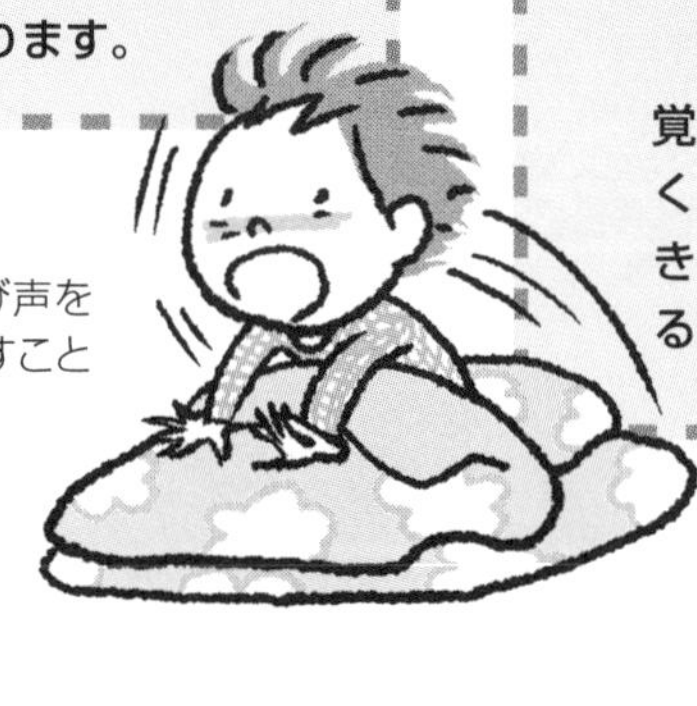

夜中、突然叫び声をあげて起きだすこともある（夜驚）

子どものPTSDの診断基準

広く用いられている診断基準として、アメリカ精神医学会による「精神疾患の診断・統計マニュアル（DSM）」や、WHOが定める「国際疾病分類（ICD）」があります。DSM-5には、6歳以下の子どもの診断基準も収載されています。このほか、乳幼児（0〜3歳）向けの診断基準（ZERO TO THREE：National Center for Infants, Toddlers, and Families）もあります。

▼乳幼児の診断基準（ZERO TO THREE）の特徴

- 診断の軸は2つあり、第1軸で一次診断をおこない、第2軸で養育者との関係性障害を診断する
- 侵入症状、過覚醒、回避のほか、出来事以前には存在しなかった症状として、下記のようなものを挙げている
  仲間・大人・動物に対する攻撃性／分離不安／一人でトイレに行けない／暗闇を怖がる／その他、新たな恐怖／悲観あるいは自滅的傾向／操作主義（コントロールをしようというもくろみ）／マゾヒスティックな挑発性（虐待を引き起こすような症状）／トラウマ時に体験した非言語的な反応の再現

過覚醒

ストレス反応として現れる症状です（→P18）。寝るのをいやがる、なかなか眠れない、夜中に何度も目が覚めるといったかたちで現れる睡眠障害や、過度の警戒心や過剰な驚愕反応、いちじるしい注意集中困難や、集中力の減少として現れることもあります。

回避あるいは認知と気分の陰性の変化

トラウマ体験を思い出すような状況を避ける、人に伝えられなくなる、考えられなくなるほか、否定的な考え、ネガティブな感情が続きやすくなることもあります。

低年齢の子どもは、ひきこもる、感情の幅が広がらなくなる、すでに獲得した発達的スキルの一時的な喪失（いわゆる赤ちゃん返り）、遊びの幅の減少・制限などの現れ方をすることもあります。

子どものＰＴＳＤは大人とは異なる面がある

トラウマがあること自体は病気でも障害でもありません。しかし、トラウマの影響による症状が生活に大きな支障をもたらしている場合、心の病気や障害ととらえ、対応していったほうがよいこともあります。

子どものＰＴＳＤはその一つです。子どものＰＴＳＤは、遊びに現れるほか、漠然としたものへの恐怖が強まり、恐怖や攻撃性に関するさまざまな症状が出やすいこと、身体症状やトラウマを負ったときの体の姿勢や動きの再現、皮膚症状（発疹が出る）が現れやすいなどといった特徴があります。

また、子どもがある体験にうまく対処できるように援助する養育者の能力がかかわってくる点も、大人とは異なるところです。

トラウマの多様な現れ方③

「発達性トラウマ障害」として包括的にとらえられる

子どものトラウマ、とくに養育者との間で生じたトラウマは、従来のＰＴＳＤ概念を超えた広範な症状を示しますが、「発達性トラウマ障害」という概念を用いると、その全体をとらえることができます。

発達期に負ったトラウマの影響は長引きやすい

子どものトラウマは、出来事のタイプによって影響が異なることは知られていました（→Ｐ13）。その後、子ども時代に虐待されていた人に多くみられる複雑かつ長期的な影響について、ヴァン・デア・コークが「ＤＥＳＮＯＳ」、ジュディス・ハーマンが「複雑性ＰＴＳＤ」としてまとめる概念を提示したことで、発達期にトラウマを負うことの重大性が、注目されるようになりました。

こうした流れを受け、国際的な診断基準の一つであるＩＣＤには、従来のＰＴＳＤより幅広い症状を示す「複雑性ＰＴＳＤ」という診断名が採用されています。

対人関係の傷つきで生じる発達性トラウマ障害

ベッセル・ヴァン・デア・コークは、DESNOS（→下記参照）になっていく子どもたちにみられるトラウマの現れを「発達性トラウマ障害」としてまとめています。

発達的に有害な対人関係のトラウマに慢性的に曝される

遺棄、裏切り、身体的暴力、性暴力、心理的虐待、暴力や死の目撃など

さまざまな「調節障害」

重要な他者との関係性の傷つきは、調節機能を内在化させる過程（→P10）を進みにくくするため、感情、行動、身体機能、思考、対人関係、自己評価など、あらゆる面で調節障害が起こりやすくなります（→P35）。

複雑性PTSD[※1]と同じ状態？

同じ状態を指す場合もありますが、「発達性トラウマ障害」は、発達とともに変化していくトラウマを負った子どもの状態を包括的にとらえる概念で、診断名として用いられる「複雑性PTSD」より、さらに幅広い病態を含みます。

※1　ICD11では、再体験、脅威感（DSM-5が示す侵入症状、過覚醒にあたる）、回避をPTSDの3症状とし、これに加えて感情の調節障害・ネガティブな自己概念・対人関係の障害がみられる状態を複雑性PTSDとする

表面に出てくる病態は変わる

対人関係の被害を受けた子どもは、不適切な対応が続くことで病態が変化していくことも少なくありません。症状の現れ方によって具体的な診断名は異なります。

一方向の変化ではなく、適切な対応により、逆方向へと変化していくこともあります。

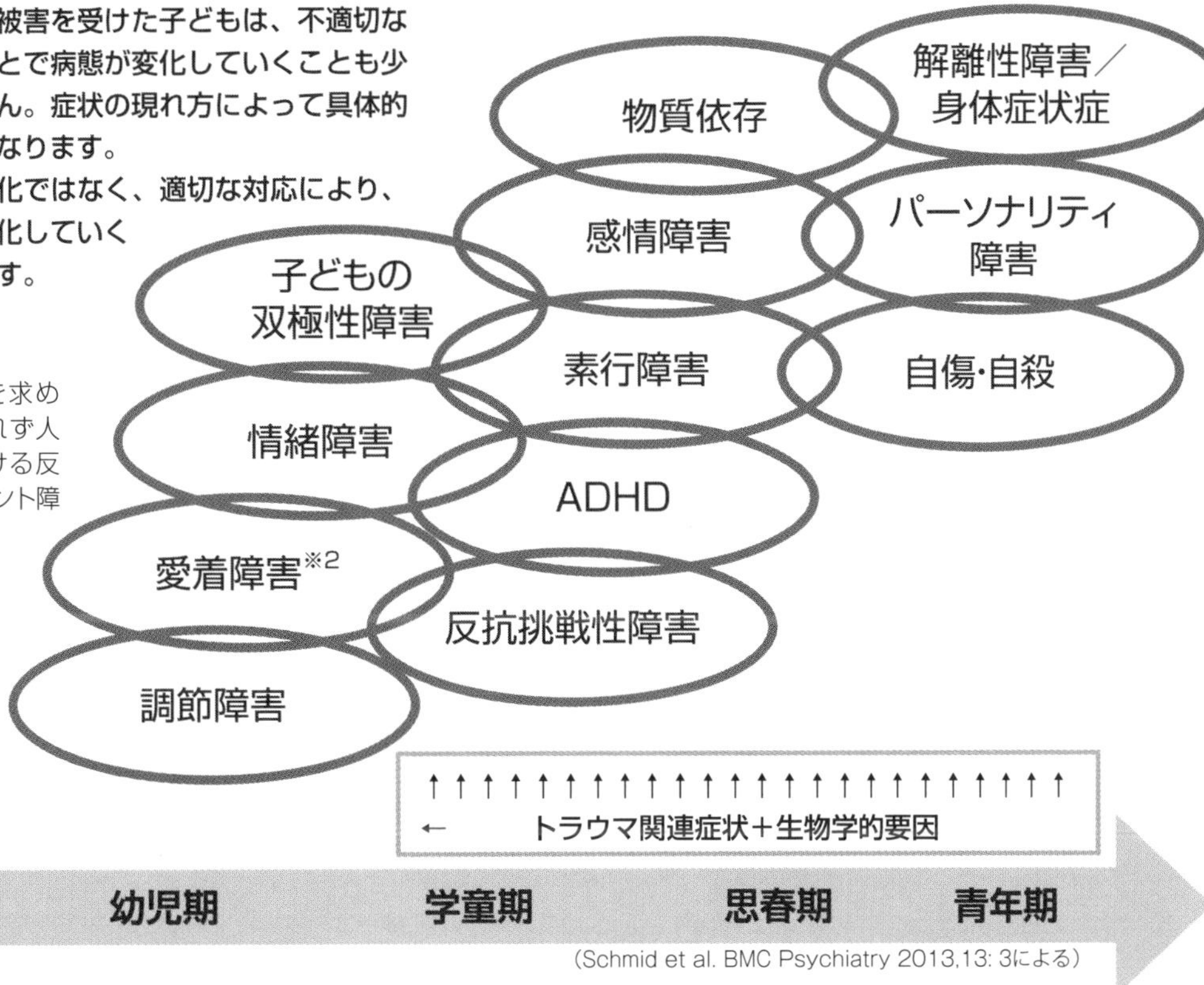

（Schmid et al. BMC Psychiatry 2013,13: 3による）

※2　養育者を求める行動がみられず人との交流を避ける反応性アタッチメント障害と、見慣れない大人にも平気で近づき、過度になれなれしくふるまう脱抑制型対人交流障害の2つに分けられる

症状の現れ方は変化していく

対人関係のなかでトラウマを負った子どもは、流動的かつ多岐にわたる症状を示します。さまざまなかたちで現れる調節障害は、新たな対人関係上の傷つきを生みやすく、それがまた新たな症状を生み出しやすいのです。

長じるにつれて問題行動の一部が顕著になり、改善しにくくなっていくこともあります。子どもがかかえる複雑なトラウマは、さまざまな障害として現れながらも、一連のものであるという理解が必要です。

症状が流動的であるうちに適切な対応をとれば、「出世魚現象」※3や「DBDマーチ」※4のように進んでいく病態は、逆のコースをたどっておさまっていくこともあります。できるだけ早い段階で子どものトラウマに気づき、周囲が適切に対応し、トラウマ体験の重なりを防いでいくことが大切です。

※3　杉山登志郎による　※4　齋藤万比古による

トラウマの多様な現れ方④

トラウマ体験で「解離」が起こることもある

衝撃的な体験は「解離」といわれる状態を引き起こすことがあります。解離は、つらすぎる体験から心を守るしくみであり、幅広い症状を示します。

解離のとらえ方

心身の状態はそのときどきで違いますが、通常は「今」「私」という意識でつらぬかれ、つながることで一つのまとまった人格として体験されています。

解離は、ある特定の状態が他の状態とうまくつながらなくなる現象ととらえられます。子どもはさまざまな状態がつながる途中の段階にあるため、解離が起こりやすいと考えられます。他との連続性なく残った状態を「パート（パーツ）」ということがあります。

子どもの状態は非連続的

生まれたばかりの頃は、眠る、起きる、泣くといった数少ない状態しかありません。機嫌よく笑っていたと思ったら、突然泣き出すといったように、ある状態とある状態との間に連続性がありません。

1次解離

特定の状態がつながりにくくなる

衝撃的な体験をしたときの状態が残ってしまい、他とつながりにくくなると、さまざまな解離症状が起こります。「まとまりのある自分」が出来上がった大人でも、特定の状態がスパッと切り離されることはありますが、しっかりまとまる前の子どもは、いっそう切り離しが起こりやすくなります。

【フラッシュバック】解離された体験や心身の状態が、突然よみがえる現象ととらえられる

【離人症】自分の考えや感情、感覚、体や行為が自分のものではないような、「自分」を外側から見ているような感じが続く

【現実感の消失】まわりの人やものが非現実的で、夢の中にいるような、非現実的な感じが続く

【解離性健忘】トラウマにかかわる出来事について重要な側面を思い出せなかったり、その出来事が生じていた一定期間の記憶が抜け落ちているように感じる。後年、急にすべてを思い出すこともある

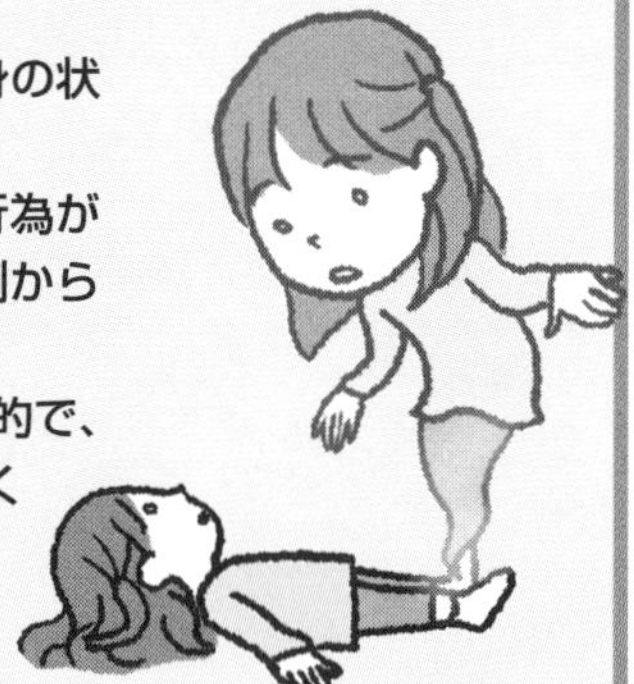

離人症は「高いところから自分を眺めるような感じ」などと語られる体外離脱体験とも関係している

「イマジナリーフレンド」も解離の現れ？

子どもは「想像上のお友だち」をもつことがよくあります。子どもの空想する力と深く関係していますが、さまざまな状態どうしのつながりがゆるいがゆえに、特定の状態を「自分」とは別の存在として感じられることがあると考えれば、理解しやすいでしょう。「よいお友だち」として支えになることもありますが、トラウマやネガティブな体験を取り入れたイマジナリーフレンドは、解離性幻聴を引き起こしたり、危険なことをそそのかす「悪い友だち」になったりすることもあるので注意が必要です。

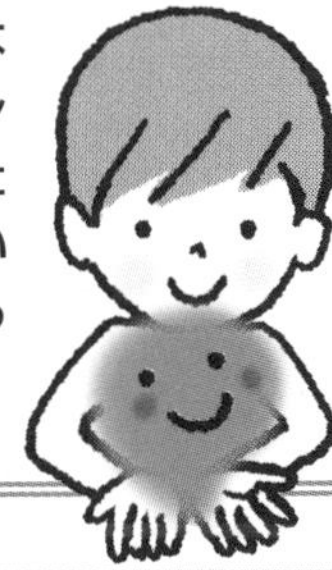

2次解離

まとまりにくい状態がいくつもできる

発達期につらい体験が重なると、そのときどきの状態と、他の状態とのスムーズな移行ができなくなってしまいます。これを2次解離といいます。

特定の状況下で引き金をひかれると、そのどれかが優勢になり、怒り続ける、フリーズしたまま動けなくなるなど、状態間で調節できなくなるのが、複雑性PTSDや特定不能な解離性障害、境界性パーソナリティ障害、発達性トラウマ障害です。

3次解離

つながりが遮断される

つながりの悪い状態どうしの葛藤が強く、それぞれの存在を認めあえないと、状態間の壁（解離障壁）が分厚くなり、お互いがお互いを認識していない解離性同一性障害（いわゆる多重人格）になります。解離の究極のかたちです。

成長とともにつながりが密になる

大人が適切にかかわっていくことで、子どもは自分のさまざまな状態を発展させ、かつそれに気づけるようになります。状態と状態の隙間は埋められ、それぞれの状態をなめらかに移行でき、そのすべてが自分だと思える「まとまりのある自分」になっていきます。

その場その場の適応を保つための防衛策ともいえる

衝撃的な体験は大人にも解離を生じさせることはありますが、子どもはより解離を起こしやすく、その現れ方も複雑なものになりがちです。

虐待されたり命にかかわる目に遭ったりしたとき、子どもが自分の身を守るためにできることは限られています。その場その場に適応した状態を保とうとする、精いっぱいの防衛策として解離が起こるという見方もできます。

「小児期逆境体験」がまねく厳しい現実

子どものトラウマと関連が深いものとして、「小児期逆境体験（逆境的小児期体験）」が及ぼす影響についての研究が進んでいます。数々のデータが示すのは厳しい現実です。

小児期逆境体験

（ACEs：Adverse Childhood Experiences）

- ●虐待されている（→P32）
- ●家庭が機能不全に陥っている（家庭内暴力、養育者の薬物乱用や精神疾患、両親の離婚や別居など）

「小児期逆境体験」と「トラウマ体験」は同じもの？

逆境的な体験のあるすべての子どもにトラウマが残るとはいえず、トラウマを生じさせる原因となった体験（トラウマ体験）が、すべて上記に当てはまるともいえません。

けれど、小児期逆境体験と子どものトラウマ体験は重なることが多くあります。

最近の研究では、学校でのいじめや、養育者との死別、自然災害や事故なども「逆境的な体験」に含めて調査しているものもあります。

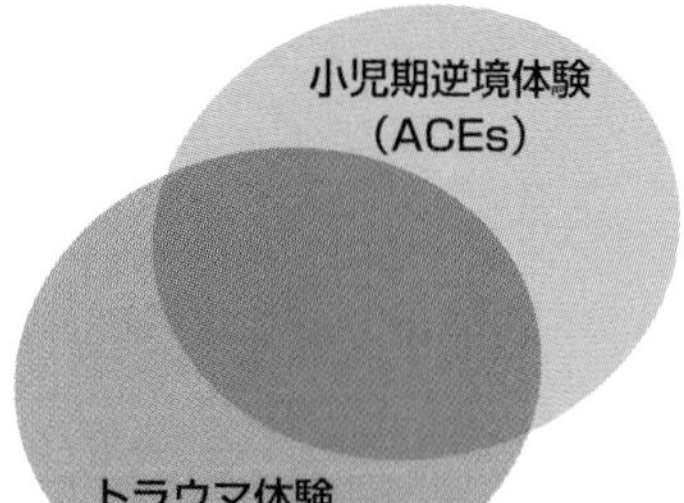

子ども時代の逆境が及ぼす影響

「逆境が人を強くする」「逆境を乗り越えてこそ成長する」などと、困難な状況のなかに置かれることを肯定的に語る声もあります。しかし、逆境のなかで育つ子どもがさまざまな問題をかかえやすくなることは、数々の研究で明らかになっています。

子どもの発達への影響

- ●神経生理学的な影響（攻撃的になる／衝動性が高まる／不安が強まるなど）
- ●心理社会的な影響（学校になじめない／自己肯定感が低いなど）

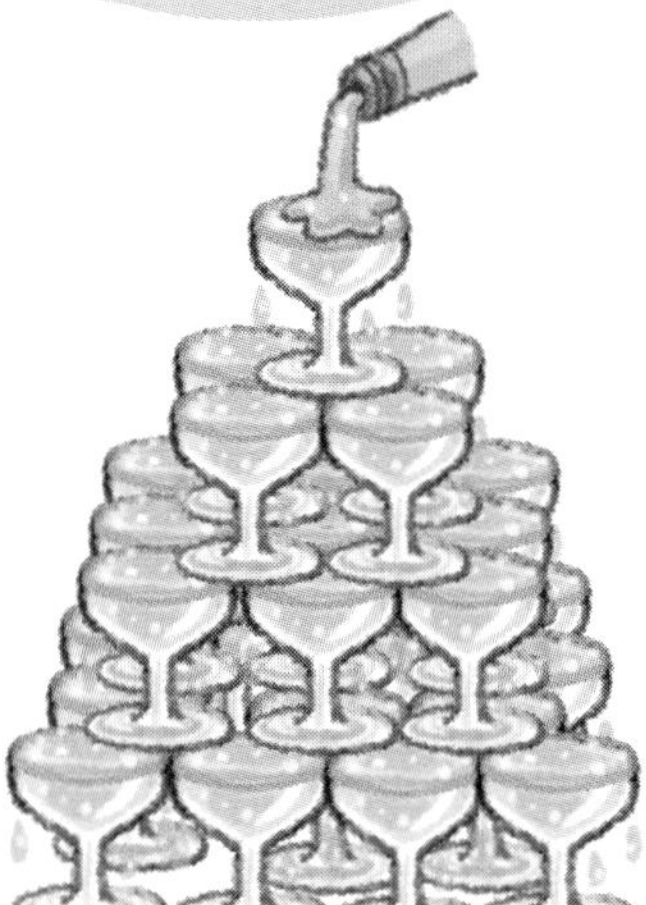

子ども時代の逆境体験は、あらゆる領域にネガティブな影響を残すおそれがある

成人後に至るまで逆境体験の影響は続く

　子どものトラウマをより広くとらえるうえで注目したいのは、子ども時代の逆境的な体験が、生活上のさまざまな問題をかかえるリスクをどれくらい高めるのかという点です。

　アメリカの調査研究では、成人後に至るまで心身にダメージが残りやすいこと、仕事や家庭生活などにも支障をきたしやすくなること、その結果、早世にまで結びつきやすいことなど、小児期逆境体験の影響は長く続くことが明らかになっています。

　逆境のなかで育つ子どもに必ずトラウマがあるわけではありませんが、少なくともトラウマを負いやすいとはいえるでしょう。子ども時代に負ったトラウマが長く影響し続けるのです。

体験が重なるほど影響は大きい

　心の病気・障害をかかえるようになるリスクは、たとえば子どもへの身体的虐待があり、両親の間でDV（家庭内暴力）もあるなど、逆境体験の数が増えるほど高まります。

▼ACEsと心の病気・障害の関係

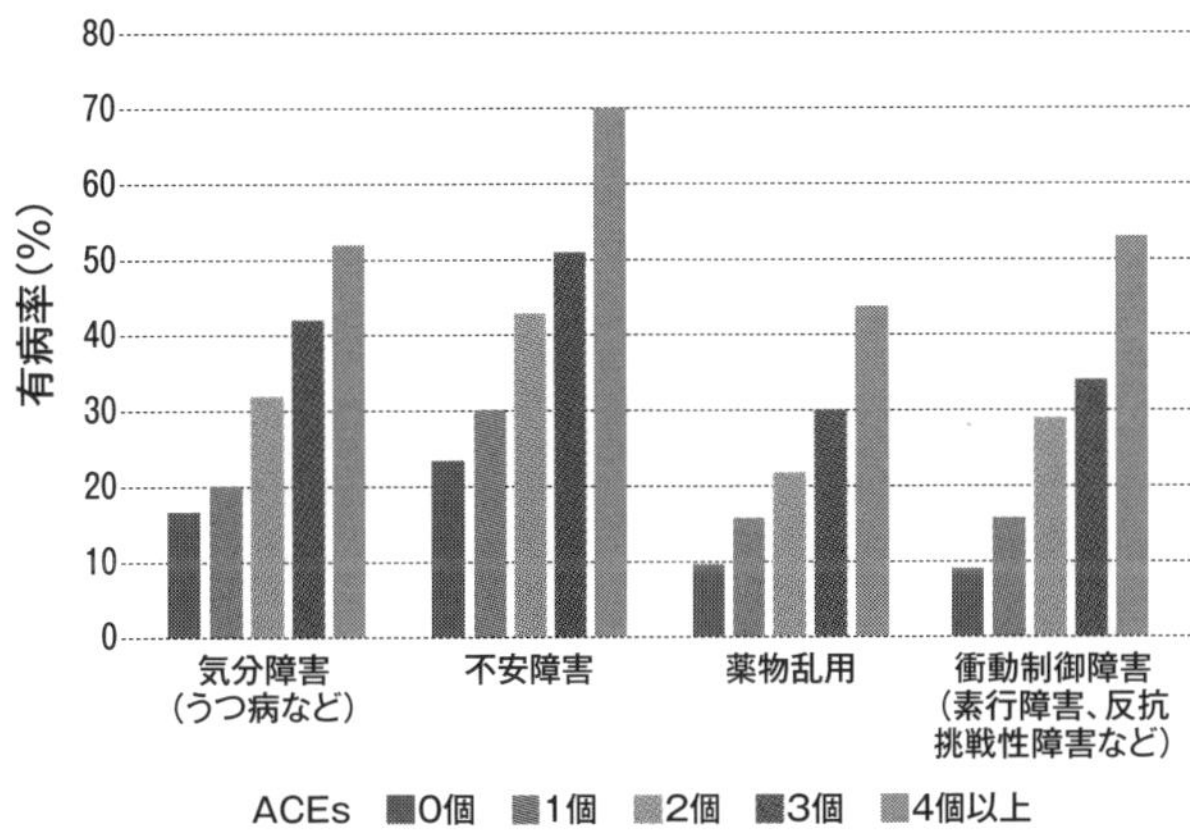

（the National Comorbidity Survey-Replication Sample, Putnam, Harris, Putnam, J Traumatic Stress, 26:435-442, 2013.による）

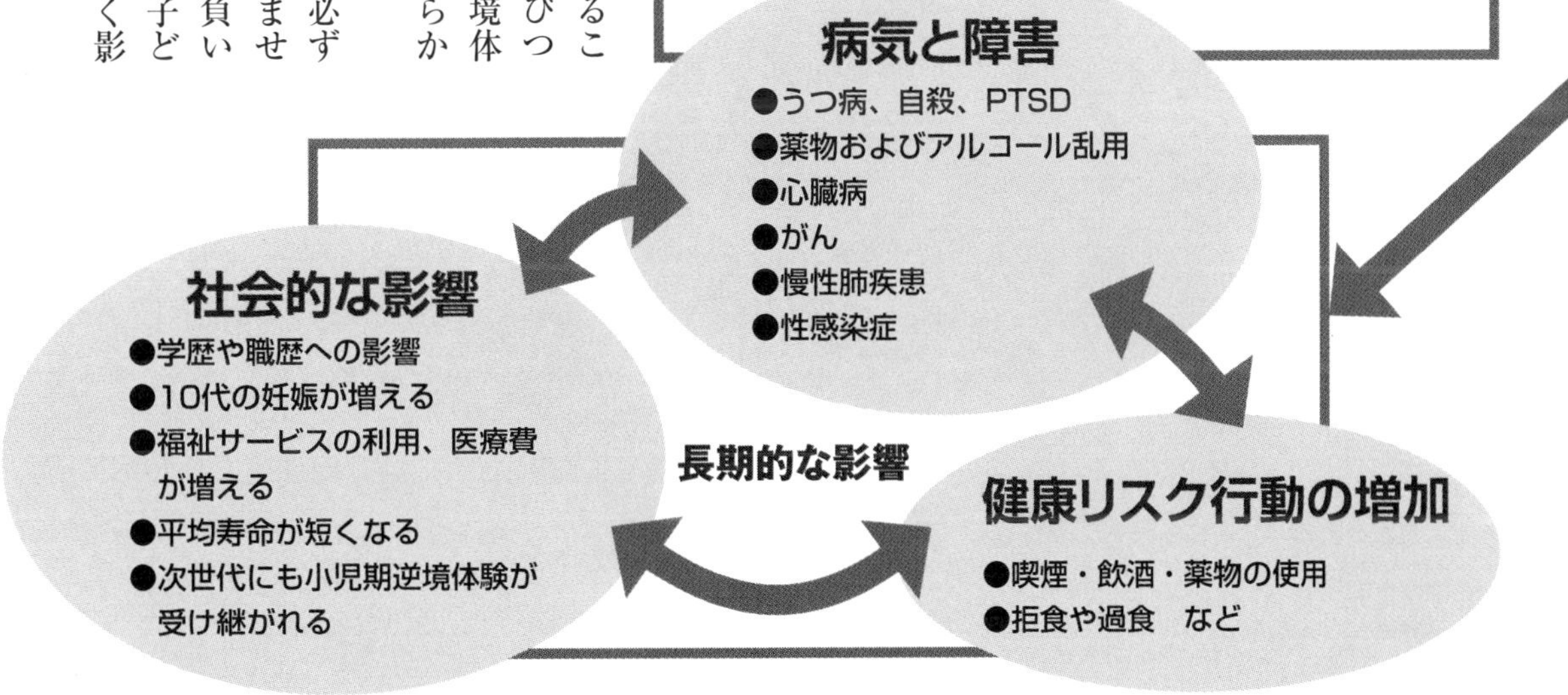

発達障害とトラウマ

「発達障害」と「発達期のトラウマ」の密接な関係

トラウマをかかえる子どもにみられる症状は、発達障害のある子どもにみられる特徴と重なるところがあります。「どちらか」ではなく「どちらもある」場合もあります。

重なり合うことも少なくない

発達障害のある子どもに対し、その特性を踏まえて支援する取り組みが広がるなか、トラウマによる症状が「発達の特性によるもの」とされているケースに出会うことがあります。発達障害と発達期のトラウマの症状はどこか似ているのです。

発達障害のある子どもはトラウマを受けるリスクが高いことが知られています。また、定型発達の子どもであれば乗り越えられるようなことを、トラウマ的に体験し、こだわりの原因になっていることもあります。トラウマと発達障害の双方の観点をもちながら、支援していく必要があります。

子どもの行動の背景にあるものは？

発達障害と発達期のトラウマは同じような現れ方をすることがあります。「どちらもある」という場合もありますが、発達障害のある子どもを支援するためのシステムと、トラウマのある子どもを支えるためのシステムは異なっているのが現状です。

トラウマの影響による症状
発達期にトラウマを負ったことで現れる

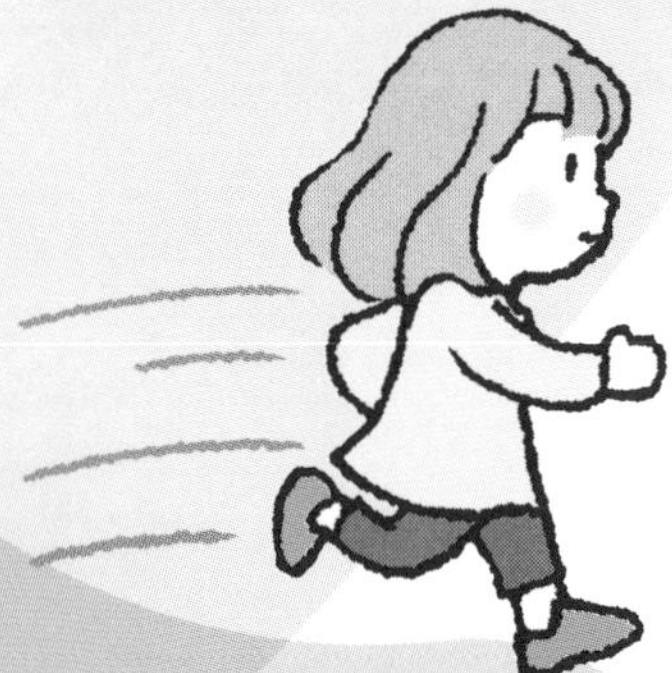

重複する症状

- 集中困難や学習困難
- 気が散りやすい
- 聞いていないかのように見える
- 混乱
- 多動
- 落ち着きがない
- 睡眠の問題

発達障害の特性による症状
生物学的にトラウマを受けやすい

障害のある子どもほど高いトラウマを負うリスク

発達障害や知的障害など、障害がある子どもに対して、養育者は育てにくさを感じやすいものです。

適切なかかわり方がわからず、結果的に虐待とされるような接し方につながってしまう例もあります。

- 感情的ネグレクト、身体虐待、性的虐待を受ける可能性　2倍[※1]
- DV家庭にいる可能性 3倍[※2]
- 犯罪被害者となる可能性 4倍[※3]
- いじめを受ける可能性 2倍[※4]
- 身体の拘束や隔離など、トラウマとなるような出来事の対象になりやすい[※2]
- 障害がない子どもにくらべ、深刻で大きなけがをする確率が顕著に高い[※1]

※1　Sedlak et al, 2010
※2　Sullivan, 2006
※3　Sobsey, 1996
※4　Van Cleave & Davis, 2006

「トラウマ」をケアする立場からは……

トラウマ治療にあたるセラピストなどは、子どもの状態が「トラウマの影響」と考えられればケアにあたりますが、発達障害についてはあまり詳しくないということがあります。

トラウマ治療のための専門的な治療（心理療法→P95）は、知的な遅れや発達障害がある人は対象にならないこともあります。

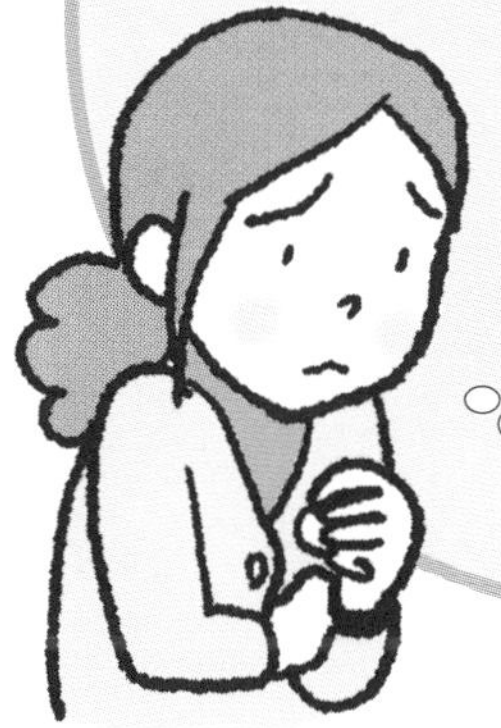

発達障害のあるお子さん向けのセラピーはむずかしくて……

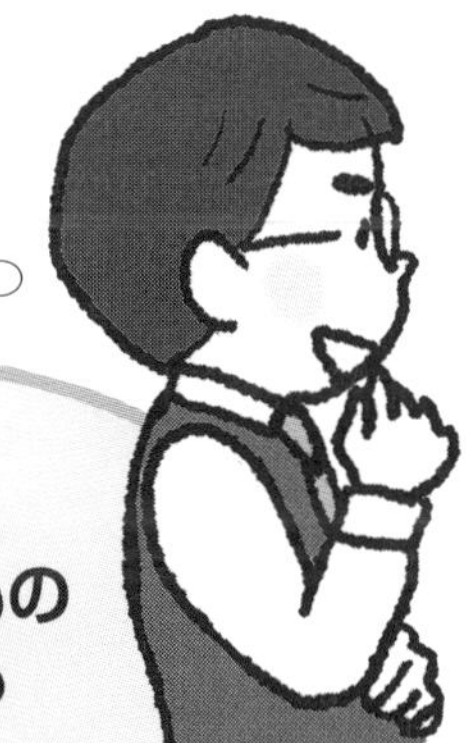

トラウマ？　いや、あの子は発達障害でしょう

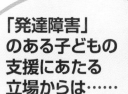

「発達障害」のある子どもの支援にあたる立場からは……

保育・教育現場では、問題行動をくり返す子どもに対して「発達障害」「発達障害の傾向がある」ととらえがちです。

子どもの特性に応じた対応を考えることは必要ですが、子どもがかかえているかもしれないトラウマへの配慮が不足してしまうことがあります。

COLUMN

「問題行動」はその子なりの精いっぱいの対処法

必要なのは「助けて」と言えるようになるための支援

トラウマを負った人は、自分なりのやり方でトラウマに対処しながら生きています。攻撃的（Fight）になったり、その場から逃れたり（Flight）するのは、環境への対処としてわかりやすい例です。

でも、リストカットをくり返したり、ゲームにのめり込んだりするのはどうしてでしょう？　彼らの行動を理解するうえで役立つのが、依存症における「自己治療仮説」という考え方です。依存症は、なんらかの苦痛や生きづらさから逃れるために自分で自分にできることをする、つまり自己治療として始まり、続くものだという仮説です。どんな問題行動も、「気をひきたい」「面白い」「気持ちがよい」というだけでくり返されるわけではなく、その子なりの、トラウマに対する精いっぱいの対処行動なのです。

だからこそ、「ダメ、絶対」でその行動は止まりません。彼らに必要なのは「助けて」と言えるようになることです。そのためには、人に頼って自分を落ち着かせてもらうという体験の積み重ねや、それを可能にする環境が必要です。

どれも簡単にはいかず、一人で支援に取り組むのはむずかしいことかもしれません。しかし「力になりたい」と伝えること、そして、だれかにつないでいくことはだれでもできます。「だれも助けてくれない」とあきらめている子どもが、「『助けて』と言っていいんだ」と思えるようになれば、大きな変化が生まれるでしょう。

リストカット
希死念慮や苦悩を麻痺させ、「生きるため」にするのかも

グロテスクなものへの耽溺
虚構のなかで恐怖を得ることで、リアルな恐怖を薄れさせようとしているのかも

ネット依存・ゲーム依存
つらいこと、いやなことを考えることを回避するためなのかも

拒食・過食
アタッチメントの問題なども絡んでいるのかも

第2章
虐待されてきた子どもに起こること

子どもへの虐待はたびたび事件化し、社会問題になっています。
そのかげには、第三者には気づかれないまま、
虐待を受け続けている子どもたちがいます。
殴る、蹴るといった直接的な暴力だけが虐待ではありません。
虐待とはなにかを知ることが、「気づき」につながり、
つらい状況に置かれている子どもを支える第一歩となります。

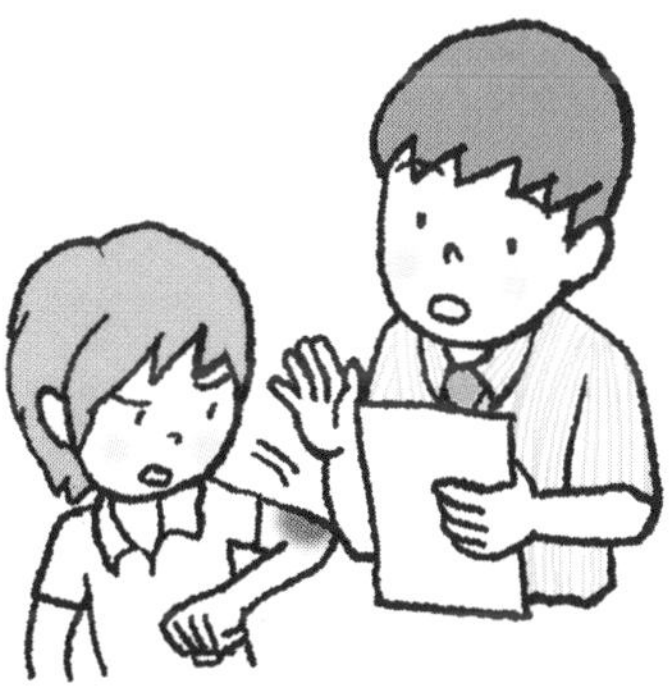

守ってくれるはずの人から傷つけられる体験

虐待は、子どもにトラウマを生じさせるおそれが高いもの。守ってくれるはずの人から傷つけられる体験は、たとえ体に傷は残らなくとも心に大きな傷を残します。

子ども虐待の4つの類型

子どもへの虐待は児童虐待、あるいは「子ども虐待」といわれます。児童虐待防止法では、18歳未満の子どもに対して、その養育者（保護者など）がおこなう次のような行為を「児童虐待」としています。

身体的虐待

体を傷つける、または傷つけるおそれのある暴行などを加えること

- 殴る、蹴る、投げ落とす、激しく揺さぶる、熱湯をかけるなどの暴行
- 異物をのませる、（懲罰として）食事を与えない、寒い戸外に閉め出す、縄などで拘束する
- 意図的に子どもを病気にさせる　など

ネグレクト

子どもの心身の発達を妨げるほど、世話をしないこと

- 食事を与えない、極端に不潔な環境の中で生活させる、長時間放置する、子どもの意思に反して家に閉じ込める、重い病気になっても病院に連れて行かないなど、子どもの健康・安全への配慮を怠っている
- 保護者以外の同居人が子どもを虐待していることを知りながら、放置している
- 子どもの情緒的な欲求に応じない　など

「子ども虐待」が認知され始めてからの歴史は浅い

大人が子どもに対しておこなう不適切なかかわりが「子ども虐待」として認知されるようになった大きなきっかけの一つは、一九六二年、米国の小児科医ケンプが「被殴打児症候群」を発表したことでした。

日本では一九四七年に制定された児童福祉法に基づき児童相談所が作られましたが、当時は戦災孤児への対応に追われていました。

一九九〇年代に大阪で民間団体・児童虐待防止協会が、東京で民間団体・子どもの虐待防止センターが設立されたことで、日本でも、ようやく子ども虐待が認知され始めました。しかし、実効性の

児童虐待に関する相談の内訳

児童虐待に関して、児童相談所に寄せられた相談件数は平成30年には16万件近く。そのかげには明るみに出ない虐待も数多く存在していると考えられます。

▼相談時の子どもの年齢（平成30年度）

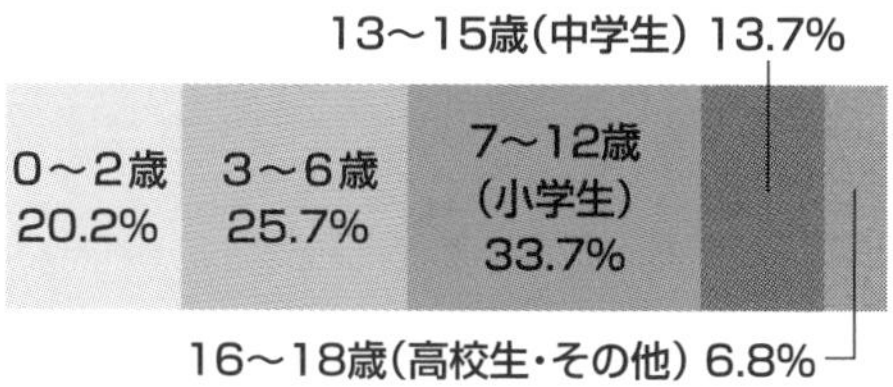

▼相談が寄せられた虐待のタイプ（平成30年度）

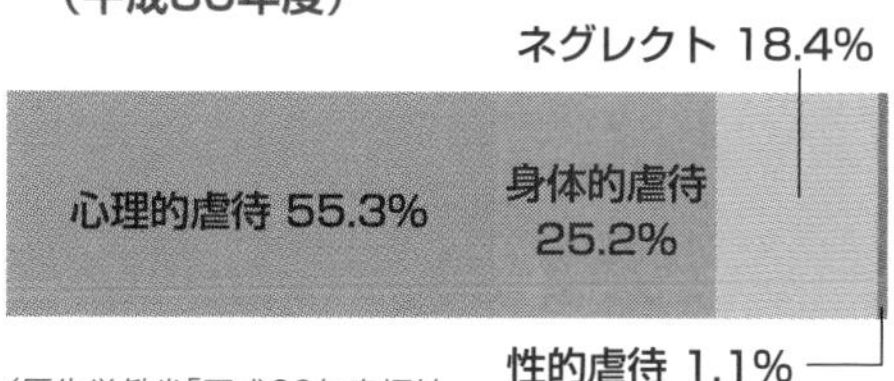

（厚生労働省「平成30年度福祉行政報告例の概況」による）

心理的虐待

暴言や拒絶的な対応などで、子どもの心を傷つけること

- 言葉による脅かし、脅迫
- 子どもを無視したり、拒否的な態度を示す
- 子どもの自尊心を傷つけるような言動をくり返す
- 子どもの面前で、家庭内暴力（DV）がくり返される　など

子ども虐待は「マルトリートメント」とも呼ばれる。4つの類型のいくつかが重なることも多い

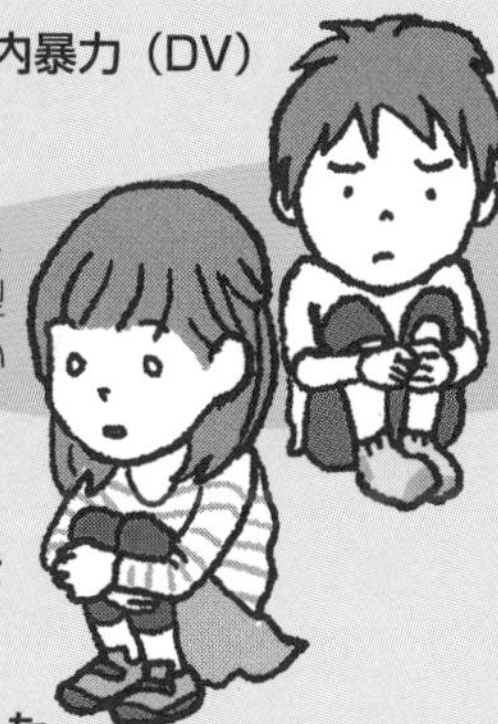

性的虐待

子どもにわいせつな行為をする、またはさせること

- 子どもに性的な行為をしたり、させたりする
- 性器や性的な行為を見せる　など

ある児童虐待対応が制度化されるのは、英米の取り組みに遅れること約三〇年、二〇〇〇年の児童虐待防止法の制定まで待たなければなりませんでした。

子ども虐待への対応は新たなステージへ

その後の動きもみておきましょう。二〇〇四年の児童虐待防止法改正によって、面前DVが心理的虐待に含まれることが明確化され、二〇一五年には「児童相談所全国共通ダイヤル189（→P89）」が開始され、通告件数が増えてきました。二〇一六年の児童福祉法の改正では、児童の権利が明記され、児童相談所や市町村の役割が規定されました。従来の「通告・保護・措置」中心の対応から、「支援」が明確に位置付けられるようになったのです。

さらに二〇一九年の児童福祉法の改正で、親権者等による体罰が禁止され、子ども虐待への対応は新たなステージにさしかかっています。

虐待の影響

複雑なトラウマを生じさせる最大の原因に

虐待を受けて育つことは「逆境体験」にほかなりません。子どもが複雑なトラウマをかかえるようになる最大の原因が子ども虐待なのです。

トラウマ要因の重なり

子ども虐待がトラウマになりやすいのは、発達途上の子どもにとって、虐待行為そのものの単純な影響だけでなく、複雑な要因が重なった逆境体験になるからです。

体験そのものの過酷さ

養育者と子どもの間には、圧倒的な力の差があるうえ、ただでさえ強い恐怖感、脅威感を覚えるような行為がくり返されます。さらに、本来ならば養育してくれるはずの人が虐待をするということのもたらす心理的影響ははかり知れません。

発達への影響

感情のコントロール、人との適切なかかわり方、ものごとのとらえ方など、養育者との相互関係のなかで育まれていくはずの力が発達していきません。

安心な居場所や安全な関係の喪失

虐待のある家庭、虐待をする養育者は、子どもがつらい、恐ろしい体験をしたときに駆け込む「安全基地」として機能しません。

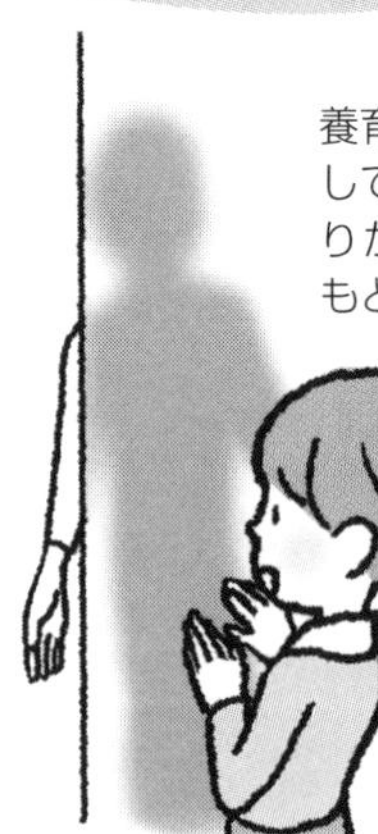

養育者が安全基地として機能しないばかりか、むしろ脅威のもとになっている

逆境での対処方略は「不適切」になりやすい

養育者から子どもへの虐待は日常のなかでくり返されます。客観的にみれば「逆境」でも、子どもにとっては日常です。「期待は裏切られるものだから、だれも、なにも信用しない」「感情は苦痛なものだからフタをする」といった対処のしかたは、逆境を生き抜くためには必要なことだともいえま

虐待がもたらす発達への影響

子ども虐待は、複雑性PTSD（→P22）にみられる「調節障害」をもたらしやすくなります。感情やものごとのとらえ方、人との関係をほどよく調節していく力がつかないのです。

感情の調節障害
うまく表せない、制御できない

幼い子どもは、自分の「泣く」「笑う」といった行動の水面下にある感情を認知できません。大人が子どもの様子をみて共鳴し、言葉を与えていくことで、子どもは自分の情動（感情の動き）に気づけるようになります。この過程を「情動調律」といい、子どもは感情と行動のしかたを二者関係のなかで学んでいきます。虐待されている子どもは、それがなされない関係のなかで育ちます。「悲しい」「うれしい」などと感情を名づけることも、感情の適切な表し方も、感情のコントロールもわからないままになりやすいのです。

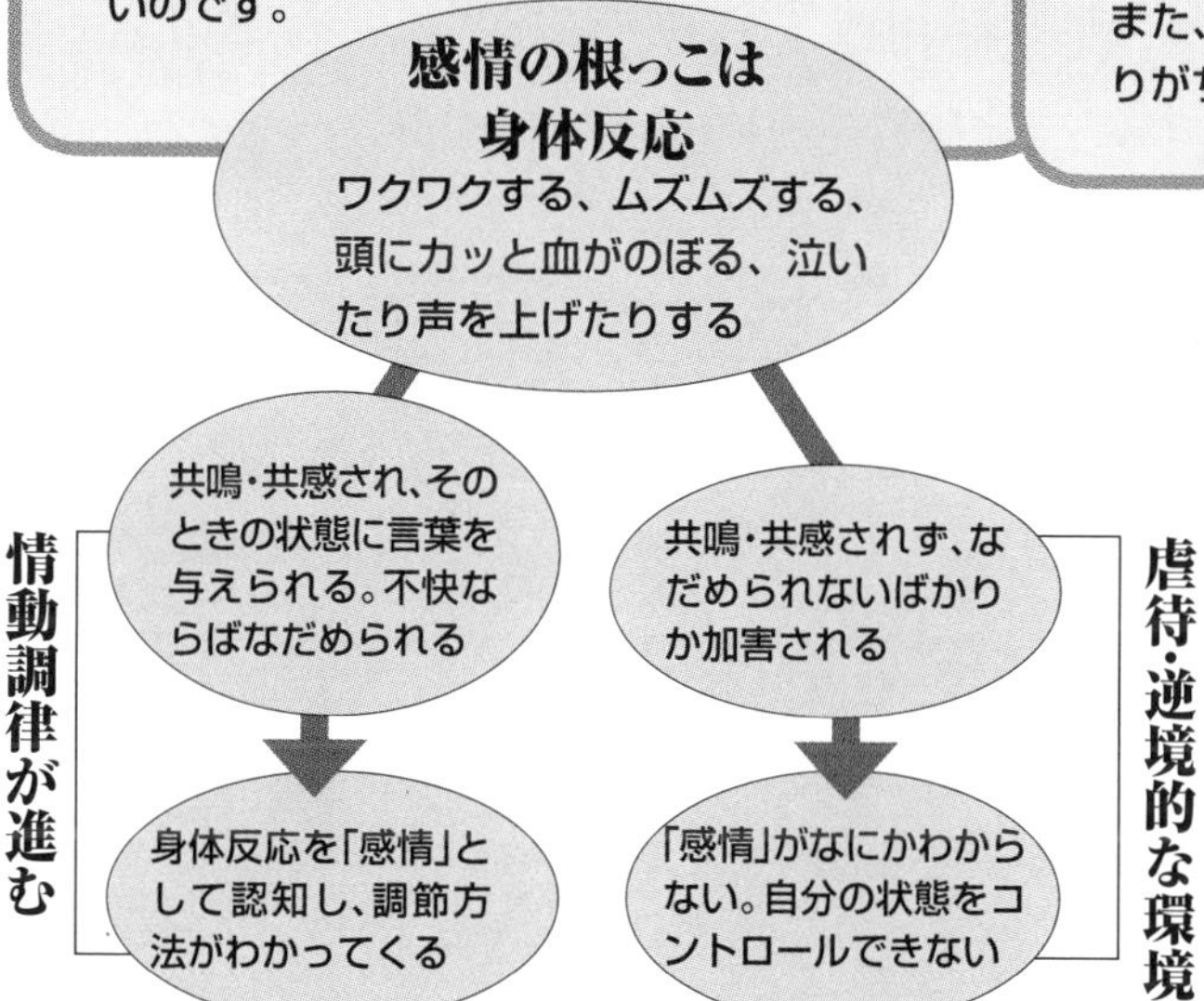

感情の根っこは身体反応
ワクワクする、ムズムズする、頭にカッと血がのぼる、泣いたり声を上げたりする
共鳴・共感され、そのときの状態に言葉を与えられる。不快ならばなだめられる
身体反応を「感情」として認知し、調節方法がわかってくる
情動調律が進む
共鳴・共感されず、なだめられないばかりか加害される
「感情」がなにかわからない。自分の状態をコントロールできない
虐待・逆境的な環境

否定的な認知
どうせ私なんか……

子どもは虐待を受けたとき、なにが直前にあったかを考え、「自分がいい子でなかったからだ。自分のせいだ」と自動的に理解します。そのくり返しのなかで極端な自己否定感をもつようになりがちです。

また、虐待する養育者のふるまいに脅え、人や世界に対してつねに疑いのまなざしを向け、極端に否定的なとらえ方をしやすくなっていきます。

対人関係
人とうまくつきあえない

「安全な関係」がどのようなものかわからず、人とかかわろうとしなくなったり、逆に過度になれなれしくなったりすることがあります。また、自分と虐待する養育者との関係をなぞりがちです（トラウマの再演）。

す。しかし、家庭の外に広がる社会に適したものとはいえず、むしろ「問題の多い子ども」とみなされるようになりがちです。

大人になってから「複雑性PTSD」と診断される人の多くは、被虐待体験があります。できるだけ早い段階で、周囲が子どもの置かれている状況に気づき、対処していくことが必要です。

気がかりなサイン

虐待を受けている子どもにみられること

子ども自身が訴えることはなくても、虐待を受けている子どもにはなにかしら気がかりな点がみられることが多いものです。早期対応には周囲の気づきが必要です。

「虐待かも？」という視点をもつ

子どもが自分から「虐待を受けている」などと、周囲に訴えることはあまりありません（→P8）。早期に対応していくには、保育施設や学校の関係者をはじめ、子どもの周囲にいる大人の気づきが必要です。

体の傷

- □不自然な傷、皮下出血（アザ）、やけどのあとなどが目立つ
- □傷のことを聞いても、話そうとしなかったり、不自然な答えが多かったりする
- □肌を見せようとしない

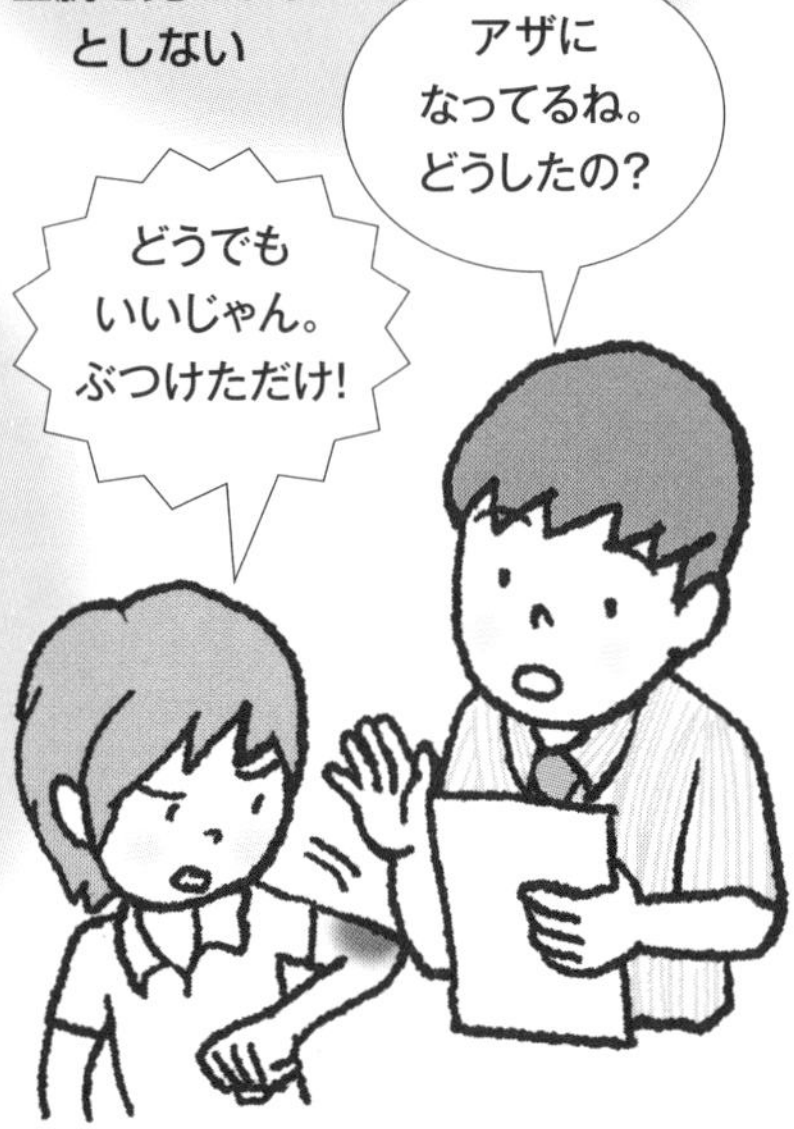

アザになってるね。どうしたの？
どうでもいいじゃん。ぶつけただけ!

生活面の様子

- □特別な病気はないが身長・体重が年齢相応ではなく、とても小さくてやせている
- □予防接種や健康診断を受けていない
- □未治療のむし歯が多い
- □体に垢がついている、汚れている
- □服や下着が前の日と同じだったり、汚れていたり、季節はずれだったりする
- □給食をむさぼるように食べる
- □なかなか下校したがらない（家に帰りたがらない）
- □基本的な生活習慣が身についていない

「ちょっと気になる」をそのままにしておかない

虐待が明らかになるのは、激しい暴行を受けた子どもが病院に運び込まれたときばかりではありません。子どもに上記のような様子がみられる場合、背景に、虐待がある可能性があります。「ちょっと気になる子ども」はそのままにせず、声をかけてみてください。周囲が虐待を疑って尋ねても、子どもはこれを否定することもありますが、気づかう気持ちを伝えておくことが大切です。

また、虐待がある家庭では、保護者に気がかりな様子がみられることもあります。「ちょっと気になる保護者」も放っておかないようにします。注意や批判ではなく、

無気力な様子

□机の中やまわりが汚い
□忘れ物が多い
□ぼーっとしている
□急に成績が落ちた
□無断欠席・長期欠席が多い

警戒している様子

□おどおどして落ち着きがない
□いつも周囲の大人の顔色をうかがっている

攻撃的・反抗的な態度

□反抗的な態度を示す
□すぐに泣いたり、カッとなったり、暴れたり、暴力をふるったりする
□他人をしつこく責める
□乱暴な言葉づかい
□動物をいじめる
□夜、遅くまで遊び歩いている
□万引きをくり返す

距離感のなさ

□だれかれなくベタベタと甘える
□保育者・教師を独占したがる
□年齢にそぐわない性的な言葉や行為がみられる

拒否的な態度

□親（養育者）に甘えようとしない
□表情が乏しく、笑わない。呼びかけに反応しない
□目を合わせようとしない
□身体的接触を異常にいやがる

保育所や学校など、子どもにかかわる機関には、虐待が疑われる場合に関連機関への通告義務がある（→P89、90）

親にもみられる気がかりなサイン

子育て中の親（養育者）に気がかりな様子がみられたら、まずは話を聞いてみましょう。

□子どもの扱いが乱暴
□子どもに能力以上のことを要求する
□人前で子どもをひどく叱る
□子どもの送迎時間を守れない
□面談や家庭訪問を拒む（不在・居留守）
□家の周囲や部屋が乱雑で汚れている
□子どもに対し、拒否的な言動がある（だっこしたり、あやしたりしない。目を合わせない）
□疲弊している・疲れてイライラしている
□子どもの状態について不自然な説明をする
□健康診断や予防接種を受けさせない
□医療機関にかからせたがらない
□母子健康手帳をもっていない
□配偶者を非難する（夫婦げんかが多い）
□子どもに関する他者の意見に過剰に反応する

「お困りではありませんか？」というやさしい言葉や、その人の好ましい行動を認め、励ましていくことが、よい変化につながっていくこともあります。

「虐待」の範囲

養育者は自分が虐待しているとは認めにくい

養育者は「子どものために」と思っていたとしても、有害な影響を残すことはあります。虐待かどうかは、子どもが養育者の言動をどう感じているかで判断されるべきものです。

これは「しつけ」だ

「しつけのためにしたことで、虐待ではない」「手を上げたことはあるが、軽くぶった程度」「叱ったことはあるが、暴言ではない」などという主張はよくみられます。

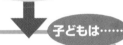

子どもは……

理不尽なこと、あるいは自分の能力を超えたことを要求され、それができないという状態が続けば、子どもは自己否定感を強めていきます。

そこに暴力をふるわれたり、全否定されるような暴言を投げられたりすれば、子どもの心の傷つきは、さらに深まります。

子どもが悪い

手を上げた、怒りすぎたと認めつつ、「全然言うことを聞かないから」などと、子どもに非があると考えている場合もあります。

子どもは……

「ダメな子」と否定され続ければ、子どもも「自分はダメな子だ」と思うようになります。「ダメな相手には、なにをしてもいい」という考えをもつようになることもあります。

虐待者によくみられる考え方と子どものとらえ方

「虐待」と「しつけ」の区別は、はっきりしないこともありますが、重要なのは、子どもが養育者の行為や言葉をどのように受け止めているかです。

なお、性的虐待については子どもの受け止め方は関係ありません。どのようなことであれ、養育者が子どもに対しておこなう性的な行為は虐待にあたります(→P42)。

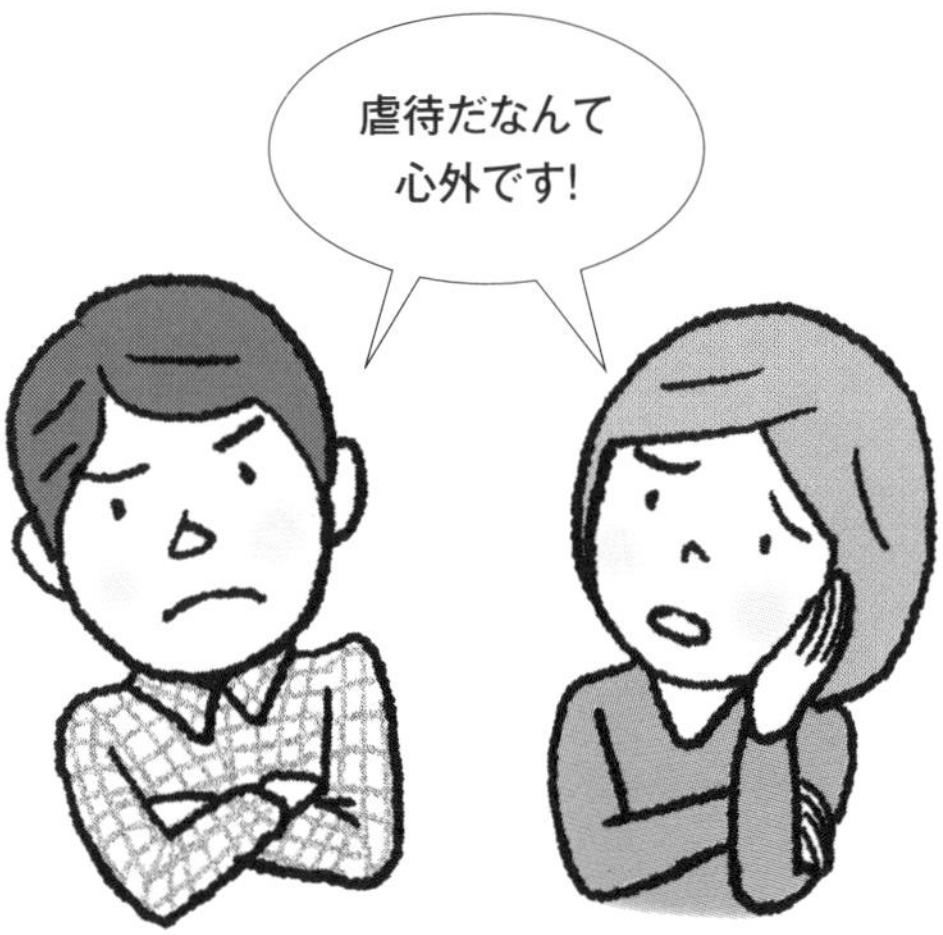

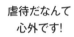

養育者自身、さまざまな問題をかかえ、余裕がないことも多い(→P92)

体罰は必要だ

「体罰が当たり前」という文化のなかで育ち、「痛い目にあわないとわからない」などという信念をもっていることも。

子どもは……

一貫した納得のいくルールにしたがったものであれば、「自分が悪いことをした罰」として受け止めるようになるかもしれません。しかし、暴力でしか自分の要求を伝えられなくなるおそれはあります。

手を上げてはいない

「手は上げていない」「夫婦間の暴力はあるが子どもは無傷」など、「子どもに直接危害を加えなければ虐待ではない」と考えている人もいます。

子どもは……

恐ろしい形相でひどい言葉を投げつけられたことや、自分は殴られなくても、お母さんが殴られるさまをみて苦しんでいたことがトラウマになることもあります。

「困った親」は「困っている親」

育児はだれにとっても困難な営みです。「これは『虐待』にあたるのだろうか」と、不安を覚えながら子育てをしている人も増えているようです。実際には、だれにでもみられる育児の悩みであるかもしれませんが、虐待を防ぐ、あるいは止めるためには、「困っている親」の悩みや不安を軽くしていくことが欠かせません。

　一方で、明らかに虐待行為があると考えられる場合でも、加害者である養育者がそれをかたくなに認めないこともあります。子どもを支える立場からみれば「困った親」であり、対応に悩むことも多いでしょう。

　しかし、虐待の加害者は、その人自身、さまざまな困難をかかえていることが少なくありません（→P92）。「困った親」は「困っている親」なのだという視点をもち、かかわっていくことが必要です。子どもへの対応と養育者への対応を一体的に進めていくことが大切です。

「教育虐待」も虐待の一種？

子どもの教育に熱心にみえる家庭では、「子どものため」という大義名分のもと、行き過ぎたしつけや教育がおこなわれ、子どもが苦しんでいることがあります。こうした状態を「教育虐待」ということがあります。

厚労省が示す虐待の定義のなかに「教育虐待」はありませんが、成績が悪いと殴る、「なんでこんなこともできない」「おまえはクズ」などと子どもを貶（おとし）めるような言葉で叱るといったことがくり返されているなら、身体的虐待や心理的虐待にあたる可能性があります。

DVと虐待

家庭内の暴力は「見ていただけ」でも傷のもとに

DV（ドメスティック・バイオレンス）の目撃は、心理的虐待の一つです。大人は隠しているつもりでも子どもは気づいていることも多く、その記憶はトラウマ化する危険性が高いのです。

DVの本質は権力と支配

子どものいる家庭で起こるDVの多くは、父親が母親に暴力をふるうというかたちで表面化します※。DVの本質は「加害者が絶対的な権力をもち被害者を支配する」ということです。実際のDVのかたちは、以下のようにさまざまです。

※女性から男性へのDVもあります。その場合、本項の記述を父親→母親、母親→父親に置き換えてお読みください。

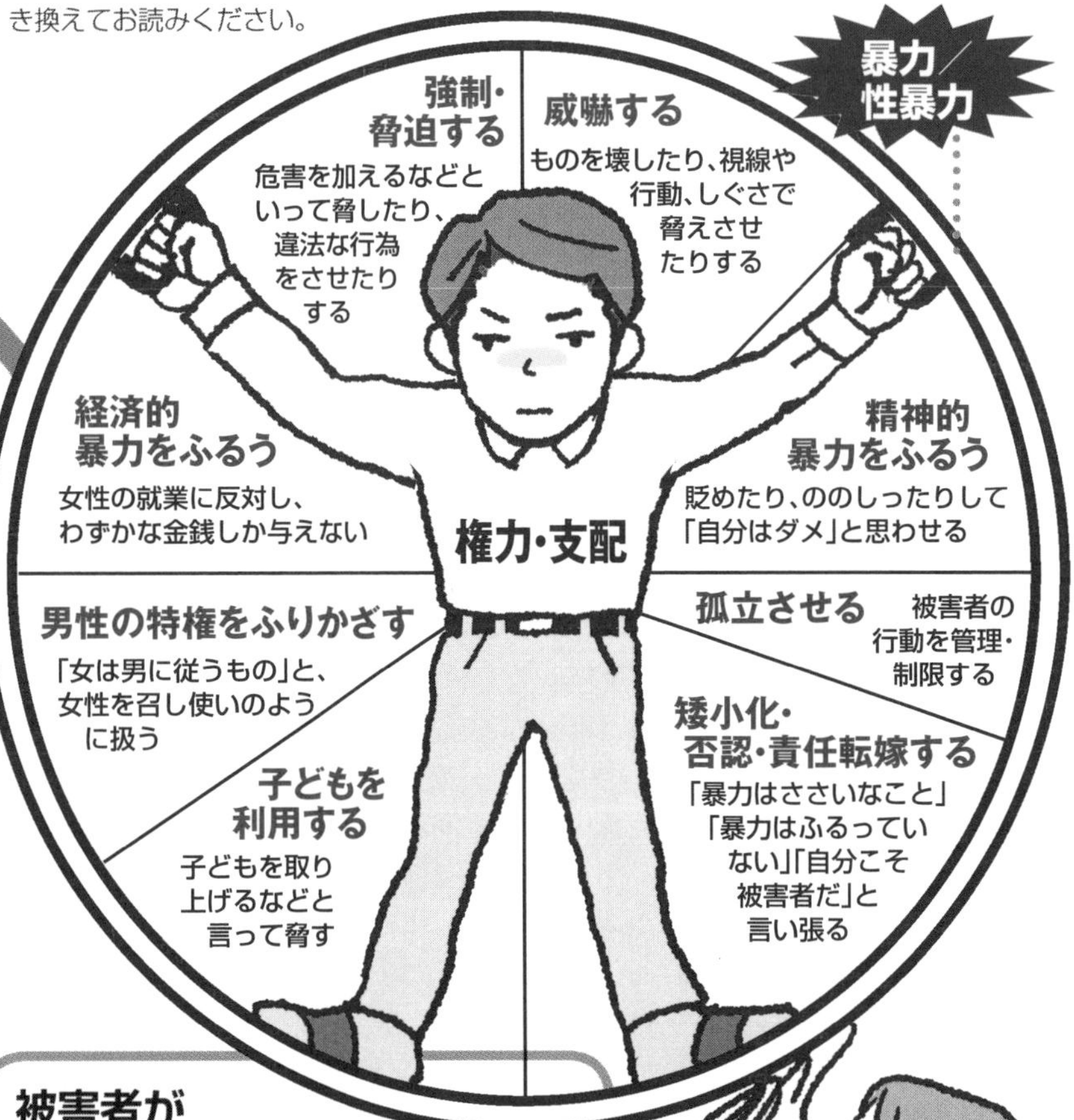

暴力／性暴力
強制・脅迫する
危害を加えるなどといって脅したり、違法な行為をさせたりする
威嚇する
ものを壊したり、視線や行動、しぐさで脅えさせたりする
経済的暴力をふるう
女性の就業に反対し、わずかな金銭しか与えない
精神的暴力をふるう
貶めたり、ののしったりして「自分はダメ」と思わせる
権力・支配
男性の特権をふりかざす
「女は男に従うもの」と、女性を召し使いのように扱う
孤立させる
被害者の行動を管理・制限する
子どもを利用する
子どもを取り上げるなどと言って脅す
矮小化・否認・責任転嫁する
「暴力はささいなこと」「暴力はふるっていない」「自分こそ被害者だ」と言い張る

被害者が加害者になることも

加害者の支配下にある被害者は、子どもの感情に寄り添う余裕がありません。子どもへのかかわり方も自分ではコントロールできず、加害者の支配的な行為に加担し、子どもに対しては加害者になることもあります。

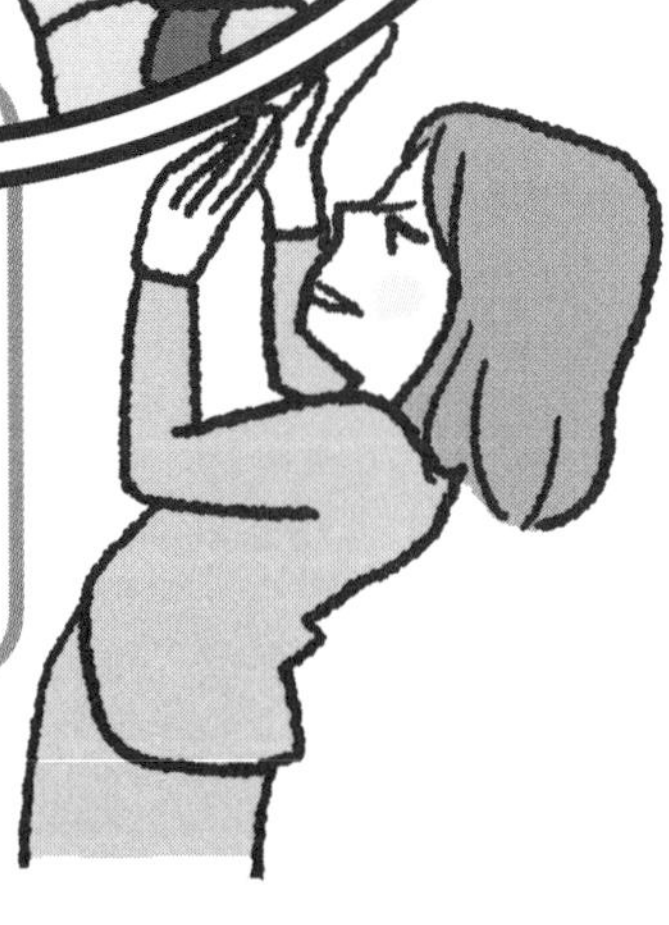

子どもへの影響

DVは、加害者の気分しだいで暴力が始まります。それを見ている子どもは、自分は殴られたりしたことはなくても、いつなにが起こるかと、つねに不安や緊張を強いられています。そして暴力が始まるたびに、子どもはその理由を探します。加害者の機嫌を自分が損ねた、被害者を守れないなどと、自責感や無力感を強めていくこともあります。

加害者といっしょになって被害者を嘲笑したり軽蔑したりして加害者に取り入り、うわべだけの安心感を得ようとすることもある

加害者への複雑な感情

■加害者の身勝手さや冷酷さに激しい怒りと敵意をもちながら、その力に畏怖の念をいだき、自分もそうなりたい、自分だけは認めてほしい、自分はやさしくされたいと思う
■加害者である父親を追い出すことを夢に見ながらも、父親のことを心配している

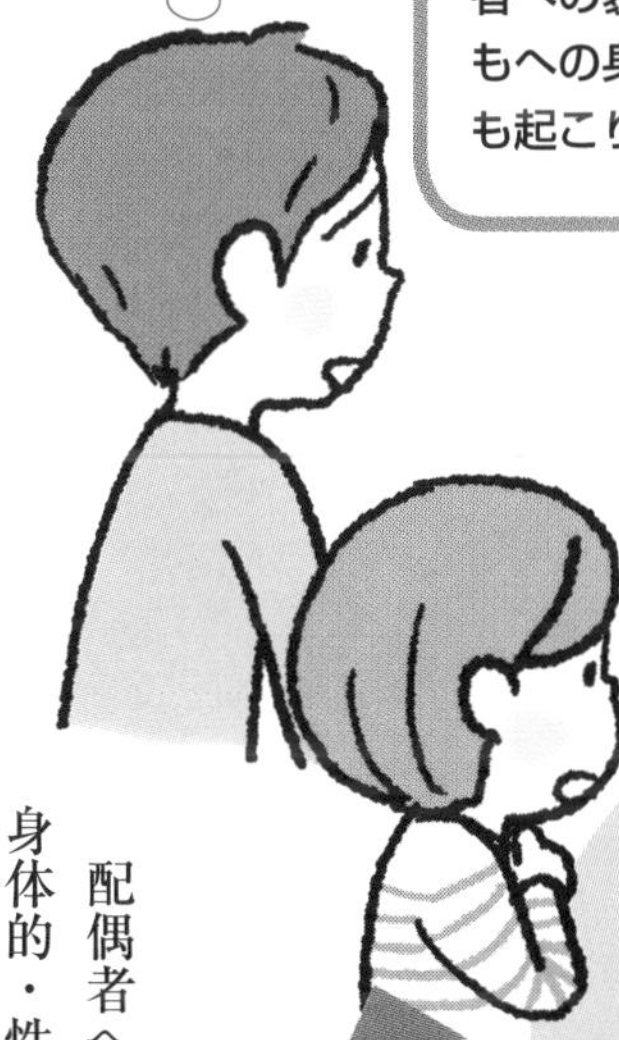

アイツの機嫌が悪くなったらどうしよう
自分にはどうすることもできない

子どもに直接危害が及ぶことも

DVのある家庭では、配偶者への暴力だけでなく、子どもへの身体的虐待や性的虐待も起こりやすくなります。

被害者への複雑な感情

■心配する一方で、加害者に立ち向かおうとしない被害者を軽蔑したりもする

子どもは不穏な空気を察知している

ＤＶの目撃は、子どものトラウマの原因となりうる出来事です。目の前で暴行を見ていなかったとしても、子どもは物音や声、母親（被害者）の顔が腫れているなどといったことから不穏な空気を感じ取り、おびえています。隠しているつもりの大人のふるまいから、「口外してはならないこと」という思いを強めていることもあります。

配偶者へのＤＶと、子どもへの身体的・性的な虐待が並存していることもあります。この場合、ＤＶの被害者は、「子どもに危害が加えられるのを黙認していた」「母親なのに止めようとしなかった」と非難されたりもします。しかし、自分の子どもへの虐待を目撃することは、トラウマになるおそれがある体験です。「自分にはなにもできない」という、トラウマがもたらす強い無力感にとらわれていることも多く、ＤＶの被害者だけで子どもを守ることはむずかしいのが実情です。

性的な虐待①

表面化しにくい家庭内の性的虐待

子どもに対する性的な虐待は、暴力や脅しをともなわなくても、トラウマになりやすい出来事です。女児に限らず、男児が被害に遭うこともあります。

性的な行為がトラウマになる理由

子どものトラウマになりうる出来事はいろいろありますが、性的な虐待があったかどうかは、回復しにくさを示す重要な指標とされています。なぜ、そこまで深刻な影響を与えるのでしょうか？

発達途上の子どもには不適切

主体的な性関係は、身体的にも精神的にも発達をとげ、社会的自立という発達課題も達成したあとにようやく成り立つ高度なコミュニケーションです。どのような性行為であれ、発達途上にある子どもには不適切であり、トラウマとなるおそれがあります。

強制力のある行為である

自分より強い力をもつ相手からの働きかけには強制力があります。表面的には子どもがいやがっているそぶりがなかったとしても、性的な働きかけを予期できない子どもにとっては、理不尽な行為を強要される体験です。

加害者との距離が非常に近い

とくに身体的な接触のある行為の場合、五感を強く刺激されます。五感への刺激がトラウマになると、記憶された感覚自体が引き金となって別の場面でトラウマを再演させ、ますます逃げ場を失わせることになります（→P45）。

「性的虐待」の定義

子どもが十分に理解していない、発達的に準備ができておらず同意を与えることができない、あるいは法律や社会的タブーに違反する性的行為に子どもが関与すること。

責任、信頼、権力の関係にある大人や他の子との間で、相手の欲求を満足させることを目的とした行為

●性行為をするように誘引したり、強要する

●売春など違法な性的行為に搾取的に利用する

●ポルノのパフォーマンスや素材として子どもを利用する

などがあるが、これに限定されない

（児童虐待防止に関するWHO協議による）

たとえば、お風呂場で「子どもの性器を洗う」という行為が、大人の性的満足に至るためにおこなわれたことであれば性的虐待といえる

「数字」として表れる以上に起きている

児童相談所に寄せられる子ども虐待に関する相談のうち、性的虐

「わかりにくさ」の理由

子ども自身は、なにが起きたのか理解できないこともあります。それもまた、子どもに対する性的虐待が表面化しにくい理由となっています。

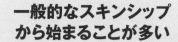

一般的なスキンシップから始まることが多い

加害者の性的な行為は、ふれあう遊びや、なでさすりのような「かわいがる行為」から移行し、暴行をともなわないこともあります。その場合、子どもは親密さを表現する手段と性的な行為を混同しやすくなります。

忘れてしまうことがある

身体的な接触をともなう性行為による強い恐怖感は、解離を引き起こすきっかけになることがあります。被害にあったことを思い出せなくなることがあります。

あとになって、ようやく「被害にあった」とわかる

幼少時に性的虐待を受けていた場合、加害者がしたことの意味を当時は理解できず、思春期になって初めて被害を自覚することがあります。

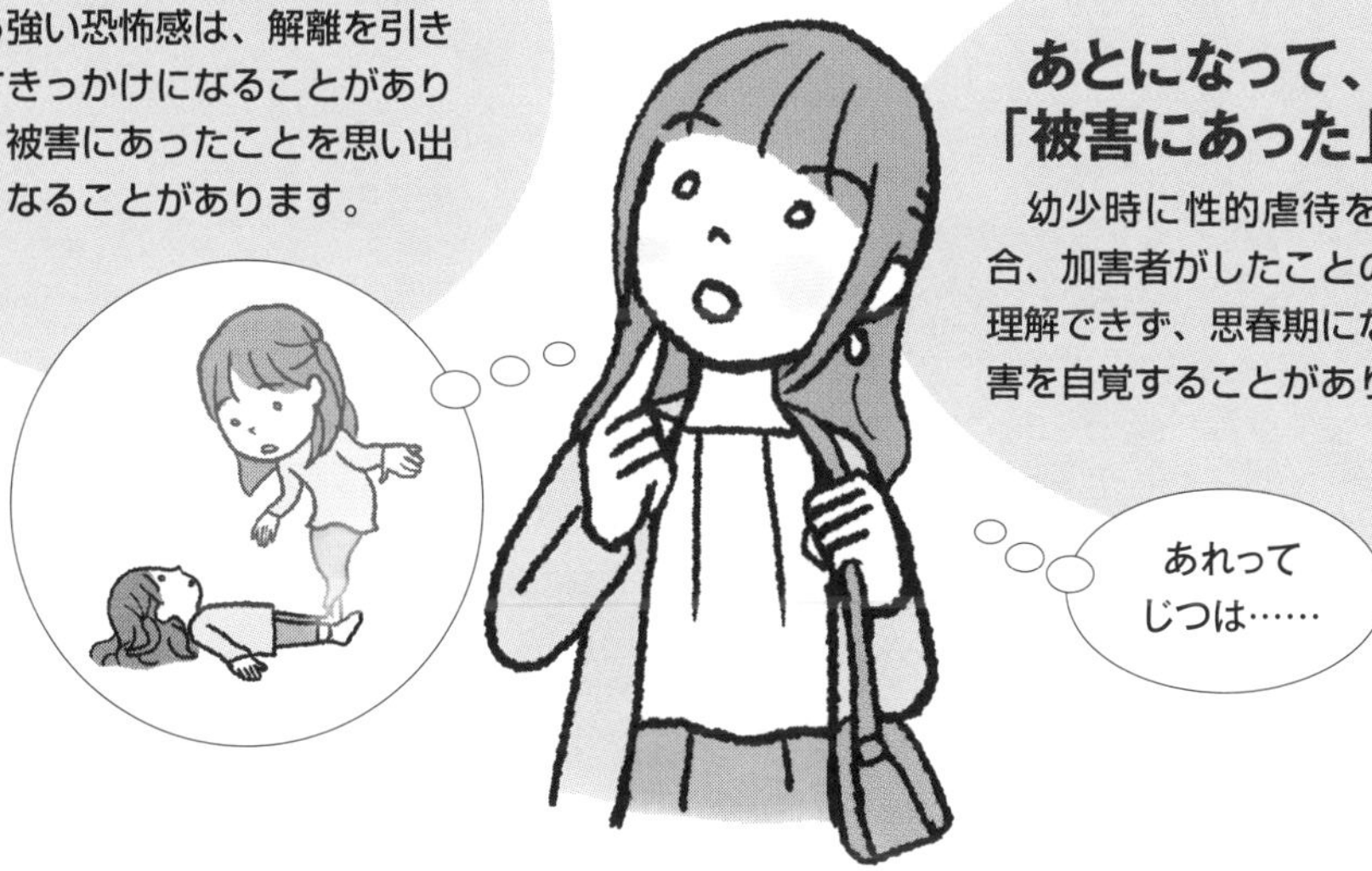

待を主とするものは年間一七〇〇件ほどです（平成三〇年度）。

しかし、別の理由で保護された子どもが、性的虐待を受けていたと判明することは少なくありません。たとえば、DVのある家庭では、配偶者への性的暴行と子どもへの性的虐待がともにみられることがよくあります。

また、ネグレクトされていた子どもが、年長のきょうだいから性的な虐待も受けていたとわかることもあります。この場合、家庭内の性被害であっても加害者が「養育者」にあたらないため、公的なデータとしては「性的虐待」に含まれません。後年メンタルな問題で医療機関などにかかり始め、そこで子どもの頃の体験が明かされることもあります。つまり、統計的な数字として示されている以上に、表面化しない性的虐待は起きていると考えられます。

子どもは家庭の外で性被害に遭うこともあります。いずれにせよ、トラウマとなるおそれが非常に高い出来事です。

性的な虐待②

性的虐待の影響はさまざまなかたちで現れる

性的虐待は、ほかのタイプの虐待と異なる特徴的な影響を残します。家庭内か家庭外か、一度きりなのか継続的なのか、加害者との同居の有無や関係性などで症状が異なってきます。

何年もたってから影響が強まることも

性暴力はトラウマになりやすいことが知られていますが、実父や養父・継父・母親の恋人などが加害者となる性的虐待は、子どもから安心できる場を奪うという面でも、きわめてトラウマになりやすい出来事といえます。

加害者のおこなう行為を性的なものとは認識できない幼い子どもでも、違和感は覚えています。そして「安全な関係」と「危険な関係」の違い、「親密さ」や「やさしさ」の適切な表現方法などがわからなくなります。思春期になり「あれは性的な行為だった」と気づいたときに深く傷つき、問題行動が激しくなることもあります。

▼性的虐待が始まった年齢

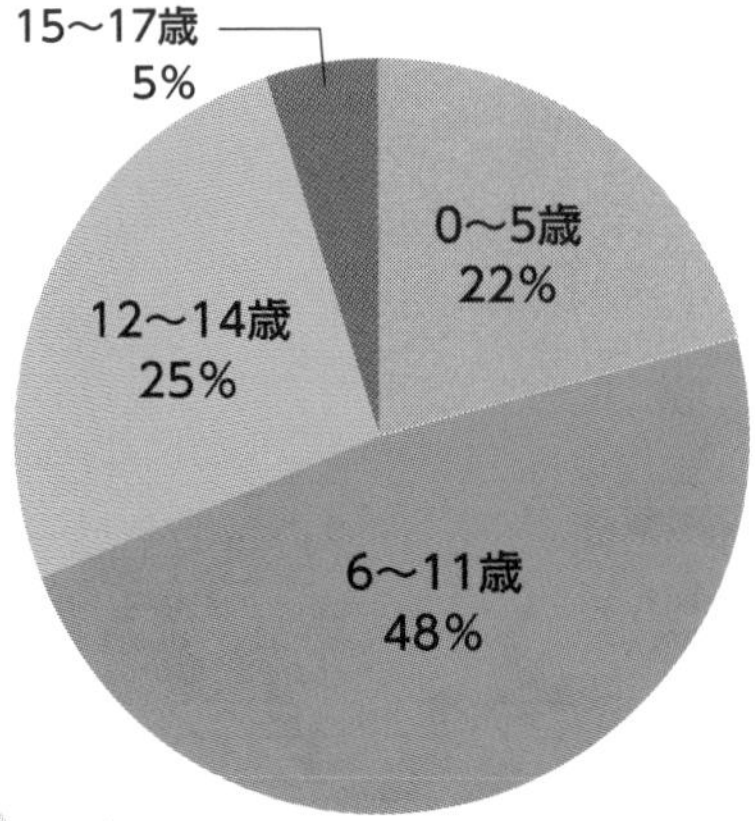

（神奈川県中央児童相談所「神奈川県児童相談所における性的虐待調査報告書　第４回」による）

性的虐待にあった子どもに起こりやすいこと

子どもへの性的虐待は、性化行動や再演などを起こしやすくします。性暴力はPTSDにつながりやすいことが知られていますが、くり返される性的虐待や加害者と同居している場合は、その症状は目立ちません。

PTSDの症状

幼児のPTSDの特徴として「走り回ること」がよくみられます。脳の興奮状態が続く「過覚醒」の現れです。

食事や排尿・排便などができなくなったりすることもあります。その理由として、神経のたかぶりが鎮まらないということもありますが、口腔内に性器を入れられたり、陰部にさわられたりしたことが影響している場合もあります。

身体症状

おねしょや頭痛、睡眠障害などが起きやすいことが指摘されています。

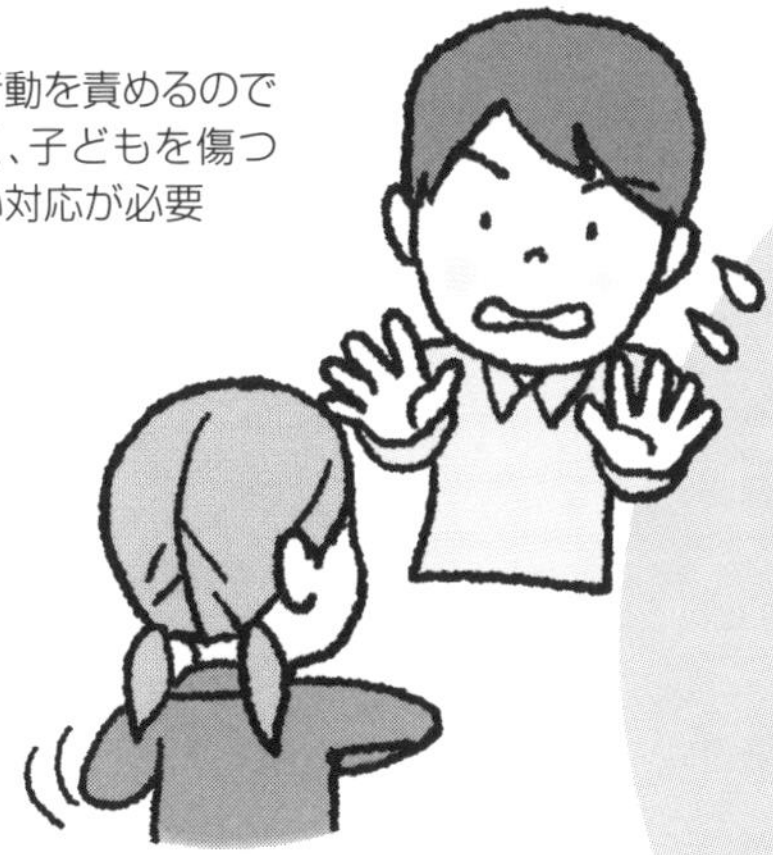

性化行動を責めるのではなく、子どもを傷つけない対応が必要

性化行動

子どもが成長とともに性に関心をもつようになり、性的な行動をとるようになるのは自然なことです。しかし、幼い頃に性的虐待を受けていた子どもは、だれかに性的な近づき方をしたりすることがあります。これを性化行動といいます。ほかのタイプの虐待では起こりにくい変化です。

- 人前で自分の陰部をさわったり、ほかの子どもの陰部にさわろうとする
- 大人に自分のプライベート・パーツを見せようとする
- 年齢や発達段階に見合わない、性的な関心や行動を示す

再被害(再演)

性化行動は、再被害をまねきやすくします。また、性的な関心を向けられたことがトリガーになり、性的虐待を受けていた頃に引き戻されてしまうこともあります。「体を求められている」と思ったとたん、解離を起こして無防備なまま性被害を受けたり、性的なモードに切り替わって自分から求めるようなかたちで性被害を受けたりしやすくなります。

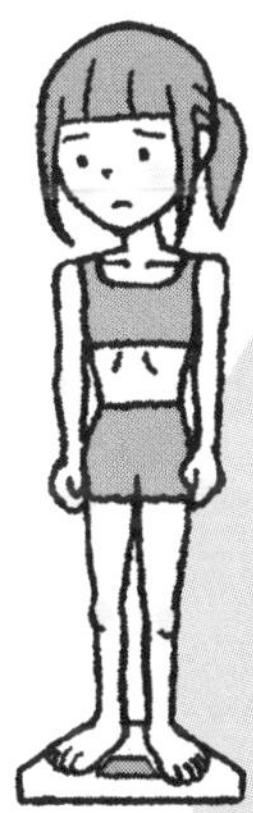

「問題行動」の頻出

性的虐待は、PTSDだけでなく、青年期や成人期の物質乱用、素行障害、うつ病、危険な性行動などとも関連が強いとされています。

また、摂食障害や自傷行為、下腹部の疼痛(とうつう)やのどの違和感、解離性障害などがある人のなかには、過去に性的虐待を受けていたという例が少なくありません。

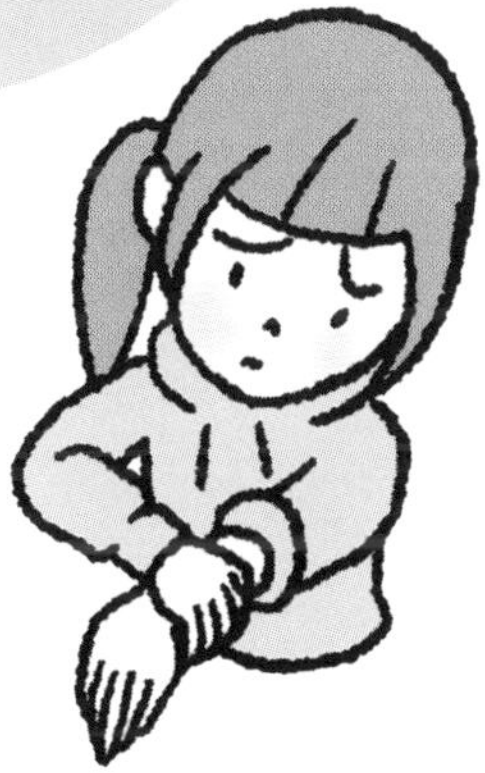

子どもだから生じやすい「性的虐待順応症候群」

さまざまな虐待のなかでも、もっとも気づかれにくいのが性的虐待です。子どもは「性的虐待順応症候群」に陥りやすく、それが事態の把握をむずかしくするのです。

性的虐待順応症候群の5つの特徴

自分がされていること、されてきたことに対する子どもの考えや行動のしかたには特徴があります。「性的虐待順応症候群（Roland C. Summit 1983）」といわれ、子どもが言わない、言っても信じてもらえないといったことにつながりやすくなります。

1 秘密にしようとする

性的な虐待は多くの場合、自分と遊んでくれる、自分が大好きな相手からの予期せぬ行為として始まります。たいていは2人しかいない密室でおこなわれ、加害者は「だれにも言わないでね」「言ってもだれも信じないよ」「ママを悲しませることになるよ」などと口止めをします。子どもは裏切られたような気持ちがする一方で、話せばひどいことになるのだろうと心配し、だれにも言おうとしません。

2 自分は無力であると思っている

周囲に知られてはならないようなことをされていると自覚し、そこから逃れたいと思っていても、状況は変えられない、自分は無力であり加害者にしたがうしかないのだと子どもは思っています。実際、頼るべき大人が加害者だけであれば、助けは求められません。

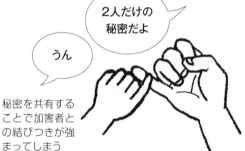

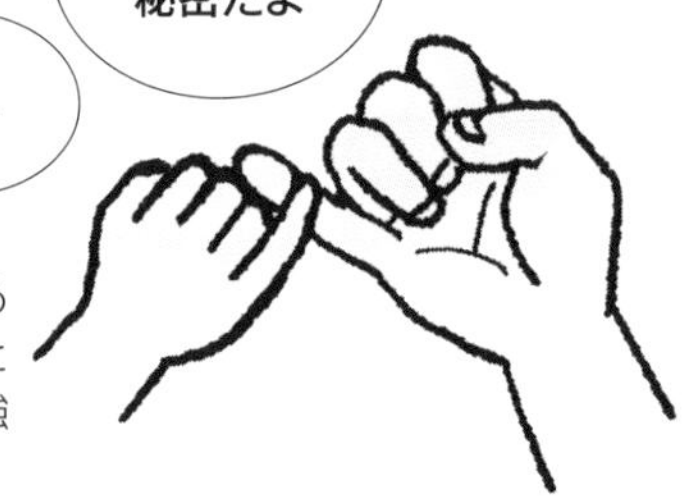

秘密を共有することで加害者との結びつきが強まってしまう

「仲のよい親子」に見えていることも

性的虐待の加害者は家庭の外と中で、あるいは昼と夜とで、まったく違うふるまいをしていることが少なくありません。被害者である子どもと加害者は、周囲からは「仲のよい親子」「仲のよいきょうだい」に見えていることもあります。しかし、それが虐待の事実を否定する証拠とはいえません。

子どもが沈黙を続けることで、家族が崩壊せずに保たれているという面も確かにあるでしょう。しかし、子ども自身には助けが必要です。子どもが最初に開示する相手としては、母親以外の人のこともあります。子どもの「ほのめかし」にきちんと対応していきましょう（↓P82、88）。

5 開示後に撤回する

いったんは話しても、自分が言ったことを撤回することがよくあります。周囲は次第に子どもの話を聞かなくなり、子どもも話をしなくなり、虐待は「なかったこと」にされていきます。

アイツだけはゆるせない!

4 ずっと後になってからほのめかす

沈黙を保ち続ける子どもがいる一方で、何年もたってから怒りの感情が強まり、加害者にされたことをだれかにほのめかす子どももいます。しかし、突然の告白に周囲はとまどい、なかなか真剣に受け止められません。

3 過度に順応する

くり返され、長期化するうちにとらわれたようになり、自分から性的虐待を受け入れるかたちで順応しようとします。拒んだり、助けを求めたりすれば家庭が崩壊するのではないかと考え、現状を維持しようとするのです。

ウソウソ!
忘れて!

ひどいこと
されてたんだ

自分は特別に
愛されている

相反する感情を
かかえている

自分は
汚れている

私が
あんな人を家に
入れたから

子どもが
誘った?

不適切な
自己非難と
自責感情

不適切な
子どもへの
非難

ショック

混乱

うつ

否認

まさか
そんなことが

加害者ではない親に起こりやすいこと

自分の子どもが性被害にあったことで、親がひどく動揺することは珍しくありません。とくに性的虐待の場合、「加害者ではない親」の多くは母親で、加害者は自分の夫や恋人です。自分に対しても、子どもに対しても複雑な感情をもちやすくなります。

しかし、加害者ではない親が「安全基地」をつとめられれば、子どもの回復を後押しする大きな力になります。そのためにできることを考えていきましょう。

虐待の世代間伝達

加害者の多くは、かつて虐待を受けていた？

子ども時代に虐待を受けていた人が、のちに虐待の加害者になることを虐待の世代間伝達、虐待の連鎖などといいます。しかし虐待経験が連鎖するというより、虐待を起こしやすくする要因の関与のほうが大きいのです。

要因はさまざま

加害者が虐待をするに至る要因は複雑です。虐待の加害者のすべてに虐待を受けた経験があるわけではありません。

親自身の被虐待体験

虐待の加害者には自分自身、虐待を受けていたという人もいるが、被虐待体験が、そのまま自分の子どもを虐待することにつながるわけではない

経済的な問題

貧困は、子ども虐待に結びつきやすい大きな要因の一つ。親自身の被虐待体験よりも、影響は大きいとされる

健康上の問題

親自身の心身の健康状態がすぐれない場合、生活上の困難をかかえたり、子どもに適切にかかわれなかったりすることも

パートナーとの関係

子育てに非協力的であったり、夫婦関係が悪化していたりすると、主な養育者（多く母親）のストレスは高まりやすい

自分の親との葛藤

子どもの祖父母にあたる自分の親など、身内の人からのサポートを得にくい

育児以外のさまざまなストレス

仕事がうまくいっていない、地域の人々とのコミュニケーションがうまくいかず孤立しているなどといった状況は、親自身のストレスを高める

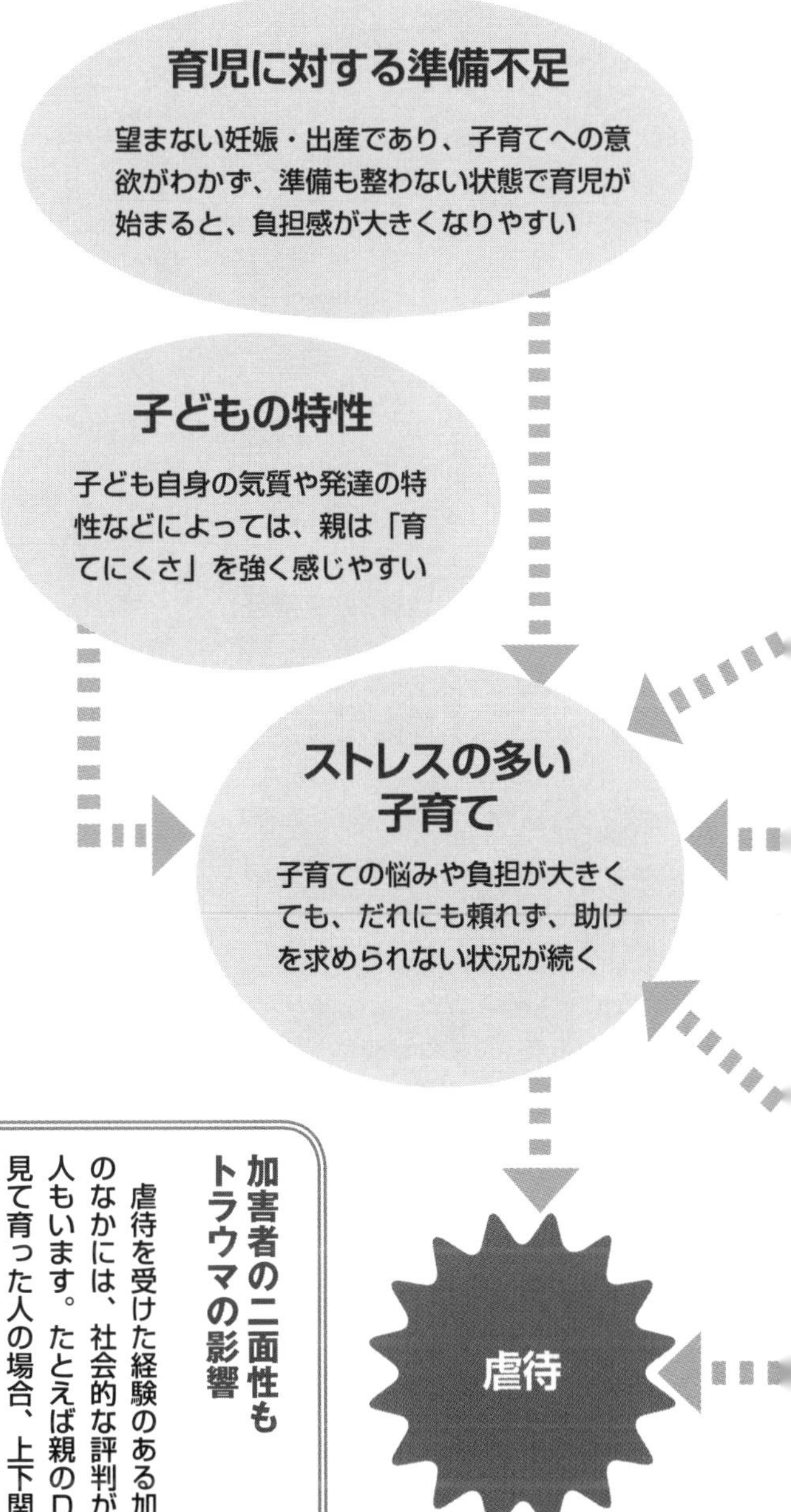

育児に対する準備不足
望まない妊娠・出産であり、子育てへの意欲がわかず、準備も整わない状態で育児が始まると、負担感が大きくなりやすい
子どもの特性
子ども自身の気質や発達の特性などによっては、親は「育てにくさ」を強く感じやすい
ストレスの多い子育て
子育ての悩みや負担が大きくても、だれにも頼れず、助けを求められない状況が続く
虐待

連鎖を断ち切ることはできる

殴る親のもとで育った人が自分の子どもに暴力的にかかわる、DVのある家庭で育った人が、暴力的なパートナーをもつ、あるいはパートナーに暴力をふるうようになるといったかたちで、虐待は世代を超えて続くことがあります。

この連鎖の流れを断ち切るポイントとして、次のようなことが挙げられます。①子ども時代に、虐待する親にかかわって信用できる大人の支えが得られる、②パートナーと対等な関係をもてる、③自分が困っていることを相談でき、解決のための支援を得られる、④貧困や孤立などに対する社会的支援がある、などです。

虐待を受けた経験はなくても、困難な状況に陥り、そのストレスのはけ口が子どもに向かうこともあります。子どもを守るためには、家庭全体への支援が必要なのです（→第5章）。

加害者の二面性もトラウマの影響

虐待を受けた経験のある加害者のなかには、社会的な評判がよい人もいます。たとえば親のDVを見て育った人の場合、上下関係に敏感なことが功を奏し、職場の上司から「あいつは気が利く」などと評価されることはよくあります。

一方、その人のなかには、かつての加害者であった自分の父親の暴行が始まるときの状況や、行動のありさまが状況依存記憶として刷り込まれています。たとえば家庭で「妻が食事の用意をしていなかった」などという状況が再現されると、なかば自動的に当時の父親と同じように行動してしまうのです。このように、状況が引き金になるのもトラウマの影響です。

COLUMN

成人虐待サバイバーに聞く、学校の先生ができること

「できることは限られている」とあきらめないで

自分がされていることは虐待なのだと、当時の自分に教えてほしかった——大人になった虐待サバイバーは、口々にそう語ります。

学校は、虐待を受けている子どもを支援していくための大きな窓口になりうる機関です。学校の先生には、子どもの問題となる行動や状態の背後にある虐待に気づき、対応していくことが期待されています。

学校として関係機関に通告するだけでなく、教員一人ひとりが、学校生活のなかで子どもを支えていくこともできます。

たとえば、ある成人サバイバーは、「遅刻しても学校に行けば、先生が『がんばって来たね！　えらい！』とほめてくれた。安心したし、うれしかった」と語っています。

教員の肯定的な態度は、逆境を生きる子どもにとって大きな力になります。また、学習の遅れが目立つ子どもに対する個別的な学習支援は、学校ならではの支援のあり方であり、子どもの強みを伸ばしていくことにもつながります。

サバイバーの声

●大丈夫ではないときも、大丈夫だと言ってしまう子どもだった。「今、なにかいやなことある？」という聞き方をしてほしかった

●親にされることが「おかしなこと」かどうかわからず、自分を責めていた。苦しいなら「苦しい」と訴えていいのだと教えてほしかった

●問題行動を起こしたときに話を聞いてくれる先生はいたが、家庭の問題にはふれず、「暗い」「しつこい」など私自身の性格の問題にされ、結局は「あなたが悪い」と改善を求められてきた

●皮膚疾患の治療を親が受けさせてくれず、かきむしった皮膚が爪の間にたまっているような状態だったが、学校では「爪が汚い」と怒られただけ。下着はボロボロだし、生理の処理やムダ毛の処理のしかたも知らず、みんなにバカにされ、いじめの原因にもなっていた。大人に気づいてほしかった

第3章 トラウマになりうる体験のいろいろ

虐待以外にも、家庭の内外で起こるさまざまな出来事が、
子どもの心に傷を残すことがあります。
子どもはストレスへの対処のしかたも万全ではありません。
トラウマ体験が重なることで、
より一層、傷つきやすくなる点に注意が必要です。

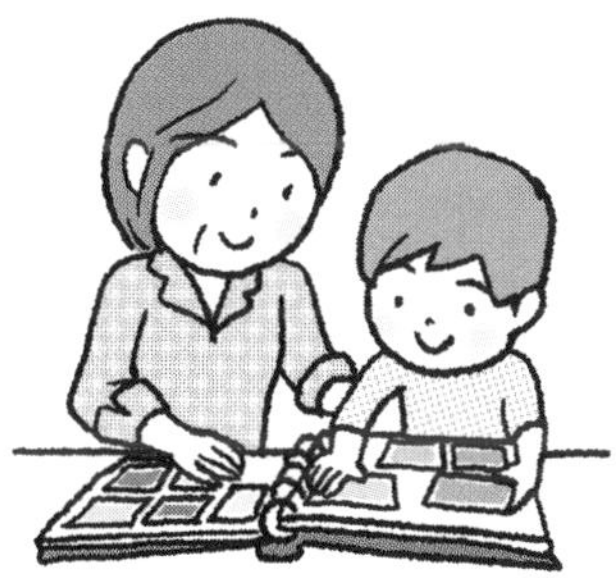

災害とトラウマ

すでにトラウマをかかえている子ほど影響は深刻

大規模な自然災害などで被害を受けた直後に、心身に変調をきたすのは自然な反応です。それがトラウマになるかどうかは、まわりの大人のかかわり方が大きく影響します。

大きな災害がもたらすこと

大規模な自然災害や死傷者の出るような大事故は、さまざまなストレスを与えます。

身体的・生物学的ストレス

ケガや病気、被災後の居住環境からくるストレス（寒さ、暑さ、狭さ、プライバシーのなさ、遊び場のなさ、飲食、排泄、睡眠の問題）

トラウマ的なストレス

命の危険を感じるような恐怖体験
大切な人との死別（トラウマ性悲嘆）

心理社会的なストレス

【喪失】家や大切にしていたものを失うこと
【進行する逆境状況】移住を余儀なくされるなど、困難な状況が続くことによる慢性的なストレスや、それに伴う家族関係の悪化など
【共同体への影響など】生活の場が破壊されたままの状態が続くこと、被災の程度の差による被災者間の断絶、メディアの過剰な報道や、災害に与えられる意味（差別、中傷など→P62）

直後に起こりやすいこと

一般的なストレス反応

うつ状態、不安、怒り、自分が無事だったことへの罪悪感、睡眠障害、頭痛・だるさ・のどのしこり・食欲不振など各種の身体症状、集中困難、思考力低下など

＋

低年齢の子どもでは、赤ちゃん返りや保護者へのつきまとい、遊びのなかでの再現、少し大きくなると、自責感や、はりきりすぎ、青年期には孤立感や反抗的な態度を示すことも

もともと虐待やDVなどがあった場合、家庭内の状況はさらに悪化しやすい

すでにトラウマがあった子どもは、被災体験が新たなトラウマになりやすい

多くの場合、症状は自然におさまっていくが、一部の子どもは症状が残り続ける（PTSD→P20）

子どもの心の応急処置を

子どものそばに安定した落ち着きのある大人がいることで、子どもの自然な回復が促されます。保護者や支援者のおこなう「心の応急手当」が、トラウマ化を防ぐ鍵になります。

できるだけ、ふだんどおりの生活習慣を守る

毎日決まった時間に起きて、食事をとる。遊ぶ時間、勉強する時間を決めるなど、規則正しいリズムを崩さず、いつもおこなっている楽しいことを続けるようにします。

大切な人と一緒にいるようにする

子どもを家族や、大切な人から引き離さないようにします。

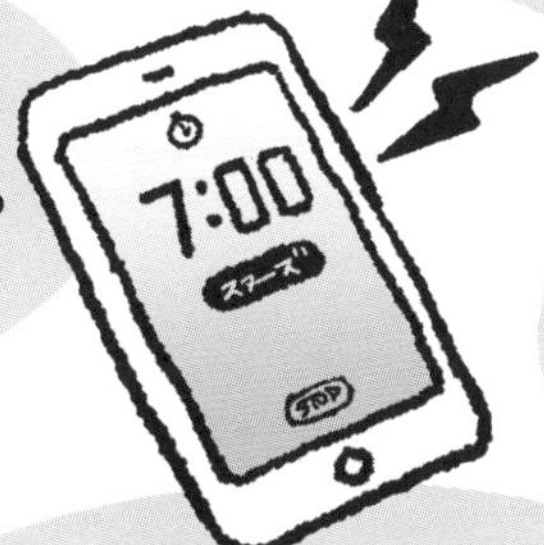

安全を確保する

つらい記憶を呼び起こしたり、不安や恐怖心を増幅させたりするようなことは避けます。

状況を説明するときの注意点

小さな子どもには、できるだけ簡潔に。「悪いことが起きたのはあなたのせいではない」「もう大丈夫」と伝えよう

聴き、話し、遊ぶ

子どもと話をするときは穏やかに。子ども自身に今の状況を話してもらったり、いっしょに遊んだりする活動は、さまざまな支援のなかで危険が少なく、かつ有効といわれています。安全で、子どもが親しみやすい「子どもにやさしい空間」をつくることを心がけます。

参考：WHOによる「サイコロジカル・ファーストエイド」
※ https://saigai-kokoro.ncnp.go.jp/pdf/who_pfa_guide.pdf

もともとあった問題が顕在化しやすい

大きな災害や事故はトラウマになりうる出来事ですが、大半の子どもは徐々に落ち着きを取り戻します。一方で、なかなか回復せず、行動上の問題が残り続ける子どももいます。そうした子どもの特徴として、被災前からなんらかのトラウマをかかえていたことや、現在の環境で十分な安心が得られていないことがあげられます。

災害・事故の場面に触れたことで、過去に受けた被害体験の記憶が生々しくよみがえりやすくなることもあります。また、ストレスの多い被災後の生活のなかで、もともとあった家庭の問題が顕在化し、虐待やＤＶの増加など、新たなトラウマ的状況が生まれやすくなるおそれもあります。

災害そのものによるトラウマなのか、災害ストレスによる過去のトラウマの現れなのかを見極めることで、よりよい支援ができます。子どもだけでなく家族の生活全般にわたる支援も必要です。

トラウマは身近な人の死を受け入れにくくする

大切な人との死別はつらい体験です。悲嘆は、大切な人の死を受け入れていくうえで必要な過程ですが、トラウマをともなう場合、十分に嘆き悲しむことができず、前に進みにくくなります。

悲嘆とトラウマの関係

保護者やきょうだいなど、子どもにとってかけがえのない存在が亡くなったあと、子どもの心身の不調や行動の変化が起こることがあります。通常は、ゆっくりと故人の死を受け入れられるようになっていきますが、トラウマをともなう場合、その過程が途中で止まってしまいます。

悲嘆
大切な人の死がもたらす心的過程のなかで体感する落胆、絶望、苦悩などの情緒。背景にあるのは大切な人を亡くした喪失感

トラウマ的な状況での死別
災害や事故など、突然の出来事による死、身体的損傷を伴う自殺など

トラウマ
心身の状態や行動に影響を及ぼすが、背景にあるのは、受け入れがたい出来事への恐怖や脅威

トラウマ性悲嘆
通常は徐々に進む悲嘆の過程が止まってしまう

▼通常の悲嘆とトラウマをともなう悲嘆の違い

通常の悲嘆における典型的な経過	子どものトラウマ性悲嘆
故人が亡くなったという現実、故人の死を徐々に受け入れていく	故人の死を受容できない、あるいは、受容したくない
苦痛、気分の落ち込み、後悔や罪悪感、怒り、絶望などの情緒的反応が起こるが、徐々に対処できるようになる	故人を思い出すものや場所が引き金となり、強い苦痛が生じるため、悲嘆の過程が進まない
死別の結果起こった、アイデンティティの変化や生活の変化への適応。新しい関係をもち、これまでの関係を深めていく	故人への過剰な同一化 、過剰な責任感、罪悪感や怒り、復讐の感情などから、新たな生活に踏み出しにくくなる
追悼の活動を通して、故人との継続的で健康的なアタッチメントを維持する	通常はなぐさめとなるもの（写真、故人とともに過ごした場所など）が、恐ろしいイメージや混乱した考え、感情につながっているため、肯定的な思い出にふれにくく、回避する
死になんらかの意味を見つけ、人生や自分自身について学ぶ	死や、故人に関係する自分についての否定的な感情にふれることができず、考えを深めることができない

（兵庫県こころのケアセンター訳「子どもの心的外傷性悲嘆のためのガイド」2015.1をもとに作成）

死を受け入れるのは時間がかかる

悲嘆からの回復には、半年〜1年ほどかかることもまれではありません。トラウマがともなえば、回復の過程そのものが止まりやすくなります。周囲の適切な支えが必要です。

悲嘆の過程に寄り添う

「つらそうだから」とふれないでいるより、死について話すこと、喪失を悼むこと、亡くなった人に対する肯定的な感情も、否定的な感情も認め、話せるようにすること、楽しかった思い出を語ることで、故人の死の受容が進みます。

ただし、トラウマの影響が強い場合には、トラウマへの対応を先に進める必要があります。

トラウマからの回復が先決

トラウマは故人の思い出にふれることを阻み、悲嘆の過程を止めてしまいます。

子どもが自己コントロール感をもてるようにすることが、トラウマからの回復につながります。場合によっては、トラウマに焦点を当てた治療（→P94）が必要になることもあります。

受容が促される

徐々に進む受容

大切な人の死は、いくつかの段階を経て受容されていきます。受容とともに、悲嘆からの回復が進みます。

第１段階：無感覚・情緒危機の段階
第２段階：思慕と探求・怒りと否認の段階
第３段階：断念・絶望の段階
第４段階：離脱・再建の段階

（ボウルビィによる）

周囲の大人は適切な見守りを

大切な人との死別後、子どもに強烈な反応がみられても、安定した環境において周囲の大人が適切に見守ることにより、徐々にコントロール可能なものになっていきます。

一方で、保護者の死は、家計に不安が生じる、養育者がひんぱんに変わる、転居や転校することになるなど、子どもの生活に大きな変化をもたらすことがあります。それが、二次的な困難をもたらし、場合によってはトラウマ的な状況をつくりだすこともある点に注意が必要です。

いじめとトラウマ

いじめがトラウマ的な影響を及ぼすことも

いじめは学校の内外で「いじり」「冗談」などと「遊び」のかたちを装いながらくり返されます。大人には「ささいな行き違い」や「悪ふざけ」のように思えても、子どもの心に大きな傷を残すことがあります。

できるだけ早い段階から適切なかかわりを

いじめはトラウマ的な影響を残すことがあります。いじめを受けた子どもの学習機会を奪うことにもなりかねないなど、その影響は深刻です。しかし、問題が生じても学校がそれを隠蔽するということも起きてきました。

　こうした事態を受け、二〇一三年に施行された「いじめ防止対策推進法」では、いじめを「児童生徒に対して、他の児童生徒がおこなう心理的または物理的な影響を与える行為（インターネットを通じておこなわれるものを含む）であって、児童生徒が心身の苦痛を感じているもの」と定義し、学校や自治体に対し、いじめ防止に取り組むよう定めています。

いじめは見えにくい

精神科医の中井久夫氏によれば、いじめは3段階に分けられ、徐々に進行していくものとされます。

孤立化

ターゲットが選ばれ、その子が「いじめられる理由」がPRされます。周囲の子は危険を察知して離れるとともに、差別的感情ももちはじめます。被害者は過覚醒の状態に陥りやすくなります。

無力化

被害者が反撃しようとすると、加害者が暴力など過大な罰を与えます。これをくり返すうちに、被害者に「抵抗しても無駄」という無力感が生まれ、自発的な隷属が始まります。

透明化

加害者に言われるがまま行動する被害者の関係が「あたりまえ」のものになり、周囲からは「仲間」のようにみえたりもします。被害者には、その関係性が永遠に続く逃げ場のないものと感じられるようになっていきます。

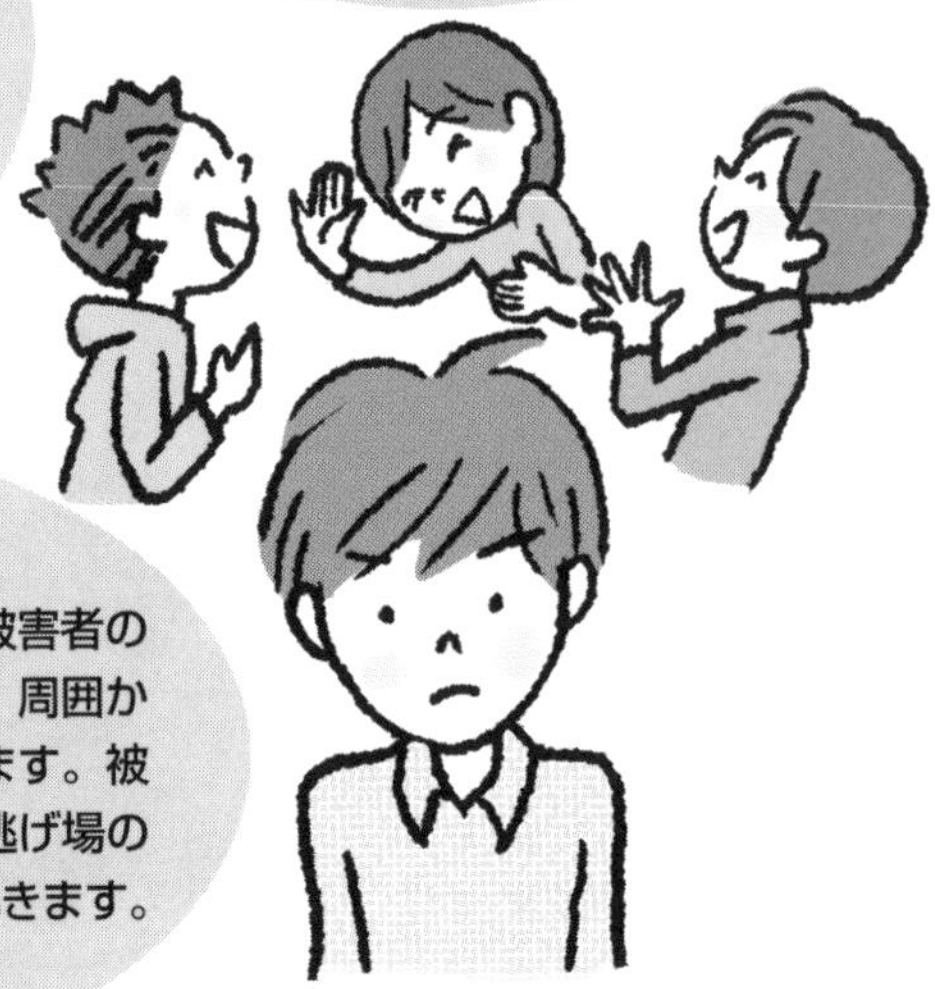

変化を見逃さず早めに対応

いじめには学校が早期に介入し、被害者の安全を確保することが必要ですが、いじめの実態把握や原因究明にはていねいさが必要です。

いじめた側に指導と助言

学校として、いじめをおこなった子どもに指導しますが、いじめをおこなう子ども自身、トラウマをかかえていることや、「双方向いじめ※」という問題もあります。ていねいな調査が必要です。

※ずっといじめられてきた子どもが、がまんできずに相手を殴り、相手が「いじめられた」と訴え出た場合など。法的な定義ではどちらもいじめになり、被害者が加害者にもされてしまう

「先生に○○された」と子どもが訴えたときは？

①子どもの話す内容をそのまま聞き取り、保護者や友人を通して間接的な情報も集める。子ども間のいじめと同様に、なるべく子どもの要望に添った対応をおこなうとよいが、子どもははっきり言わないことも多い点に注意

②訴えのような事実はなく、子どもの心理的な問題と考えられることもある。そういう場合も、子ども自身の過去や現在の被害体験が関係していることがある

③具体的な情報をもとに当該教師に対応を要請。その様子しだいでは教頭や校長、教育委員会など上の組織に相談する

傷の残り方は大人の対応しだい

いじめについて話したときに「あなたに理由があるのでは？」と聞かれさらに傷つく、教師に話したがなにもしてもらえなかった、あるいはいじめがさらにひどくなるといった経験をしている子どもは少なくありません。味方になってくれるはずの教師や親に理解されなかったことは、実際のいじめ体験以上のトラウマになることがあります。逆に、理解者や安全な居場所があれば、いじめのダメージは軽減されます。

事実関係の調査と報告

「いじめ防止対策推進法」では、被害児童の心身が大きく傷ついたり、学校に来られなくなるような事態が生じた場合、学校として事実関係の調査をおこない、国や都道府県、市区町村へ報告することとなっています。調査そのものが子どもにとってはストレスフルなものですが、大人が早急な判断や決めつけをすることで、かえって再発を予防しにくくなるおそれがあります。被害児童や保護者と学校との信頼関係を大切にすること、そのためには情報の透明性が重要です。

場合によっては、被害者の意向を配慮したうえで、学校と警察が連携して対応していきます。

教師による加害も？

多くの教師が子どものためによい教育をおこなっているなか、臨床現場では、教師からさまざまな被害を受けたという訴えも聞かれます。ある程度、意図的な加害から無自覚なものまでいろいろですが、子どもどうしの場合と同様に、子どもが心身の苦痛を感じていれば、それは「いじめ」です。

刑事事件にはなりにくいグレーゾーンの「教師からのいじめ」は、いじめ防止法（子どもが対象）と、体罰を禁じる児童福祉法（親が対象）の狭間にあります。いじめ防止法に準じて、適正に扱われる必要があるでしょう。

教師による「いじめ」を見ている子どもたちも傷ついています。見て見ぬふりをせず対応できるシステムをつくっていくことも重要です。

生きるために必要なことでも恐怖は残る

命にかかわるような重い病気やケガは、それ自体、トラウマ的な体験になります。一方で、命を救うための医療行為が子どものトラウマになることもあります。

医療現場でみられるトラウマのいろいろ

子どもは、病気やその治療などにともなう苦痛がPTSDの発症につながりやすいことが知られています。

また、トラウマの現れとして身体症状を示すこともあります。

病気やケガにひそむトラウマ

死への恐怖、痛みをはじめとするつらい症状に苦しむことは、それ自体がトラウマ的な体験です。どうすればよいか、どうなっていくかわからず不安が強いと、トラウマ化しやすくなります。

医療行為がもたらすトラウマ

度重なる手術や抗がん剤を使った治療、放射線療法など、病気を治すために必要な治療や、治療のために必要な検査が、トラウマになることもあります。メディカルトラウマといわれます。たとえば小児がんの治療を受けた子どもを対象にした10年間にわたる調査では、治療後長い年月がたったあとも、PTSDの症状が2～20%にみられたという報告があります（Taiebによる）。

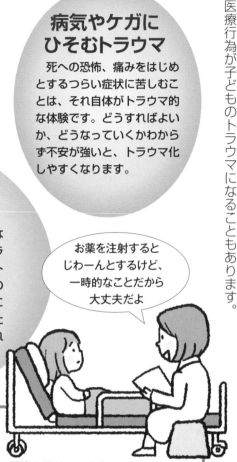

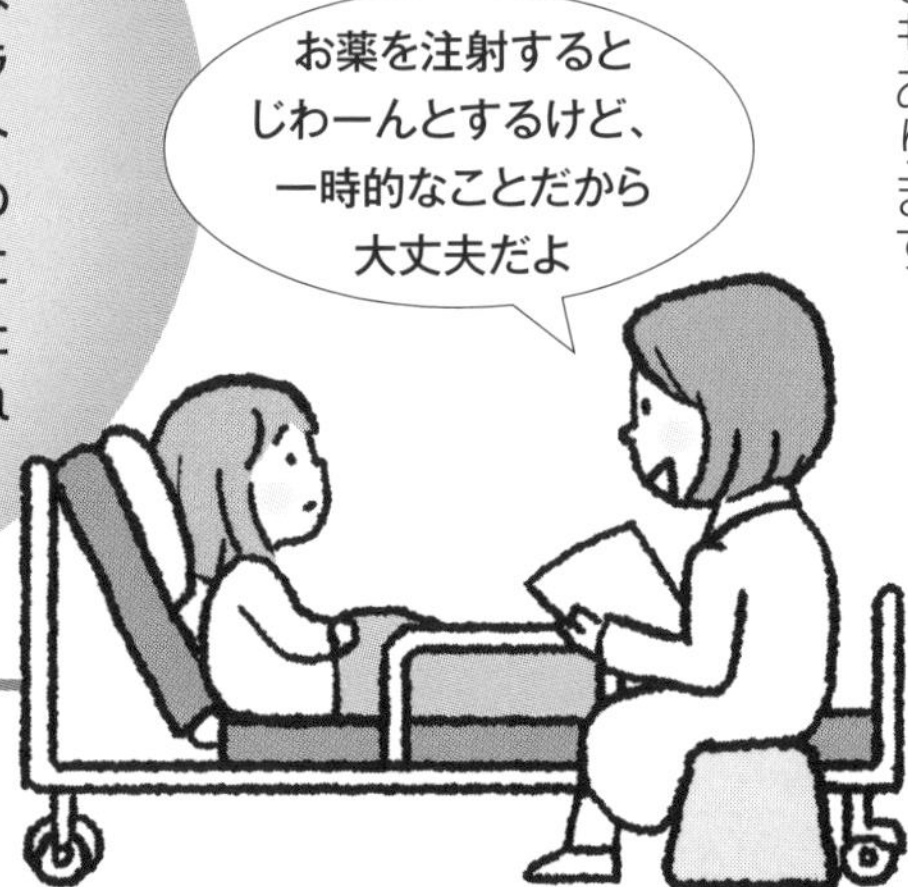
お薬を注射すると
じわーんとするけど、
一時的なことだから
大丈夫だよ

対応のしかた

- 医師や看護師から事前に説明を受ける機会を設けてもらう
- 病気のこと、治療のことを本人がわかるように、絵やおもちゃなどを使ったり、場合によっては治療器具や薬を見せながら説明する
- 痛みのある処置は「痛くない」とごまかさない（現場での衝撃を減らす）
- 薬や麻酔を使うとどのような感じになるのか、体の感覚を先に伝えておく
- できれば治療に付き添う（医師や病院の了解を得る）
- いっしょにいる大人（親など）は落ち着いた態度を保つ。治療の前後はとくに十分に触れ合い、ゆっくり過ごす時間をもつ
- 痛かったこと、怖かったことをがまんさせず、話したりする時間をもつ
- 痛みを感じているときには、痛み以外のことにも目を向けさせる

わかりやすい説明で不安を減らしていく

　病気やケガが大きなストレスになるのは、大人でも子どもでも同じです。ストレスに対処する力が未熟な子どもは、より一層、その影響を大きく受けます。生命を救うための医療的処置がトラウマとして体験されることもあります。

　影響の残り方は、病気やケガの客観的な重症度より、本人がどう受け止めたか（「自分は助からない」「このまま死んでしまうかも」）、また周囲の大人が落ち着いて、情緒的な支援ができていたかにも左右されます。

　大人は「命を助けること」が最優先になりがちですが、生命のみに目を向けていると、子どもの気持ちに対応しにくくなるおそれもあります。発達段階に応じたわかりやすい説明を心がけ、子どもの理解を促すことが、子どもの不安を減らしていきます。

トラウマの身体化

　さまざまな原因で生じたトラウマの影響が、身体症状として現れることを「身体化」といい、身体症状症（身体化障害）と診断されることもあります。トラウマをかかえている子どもが、足をひきずるようにして歩くようになったり、視力が大きく変動したりするのが、その一例です。

子ども虐待の影響

　子ども時代に虐待されていた人は、動悸、しびれ、息切れといったパニック症状、不眠、食欲不振、頭痛、筋肉痛、下腹部痛、排尿痛、発疹、鼻づまりなど、さまざまな症状をかかえやすいと報告されています。とくに性的虐待は、後年の性交痛や膣けいれん、月経前症候群（PMS）、月経前不快気分障害（PMDD）や、身体症状症との関連が強いことがわかっています。

「生まれる苦しみ」が最初のトラウマになる？

　人はみな、出生時に劇的な環境の変化を体験します。「産みの苦しみ」といいますが、生まれる子ども自身も苦しい思いをしています。その苦しみや恐怖がもたらすものを「バーストラウマ（出生外傷）」と呼ぶことがあります。オーストリアの精神分析家オットー・ランクが提唱した考え方です。

　また、カナダのバー博士は、新生児の泣き方には「生後二ヵ月がピーク（Peak）」「理由がわからない（Unexpected）」「なだめられない（Resists）」「痛そうに泣く（Pain）」「長く続く（Long）」「夕方から夜に多い（Evening）」という六つの特徴があるとし、「パープル（PURPLE）クライング」としてまとめています。

　親を悩ませやすいパープルクライングは、バーストラウマのフラッシュバック、つまり出生時の体験のよみがえりの現れなのかもしれません。

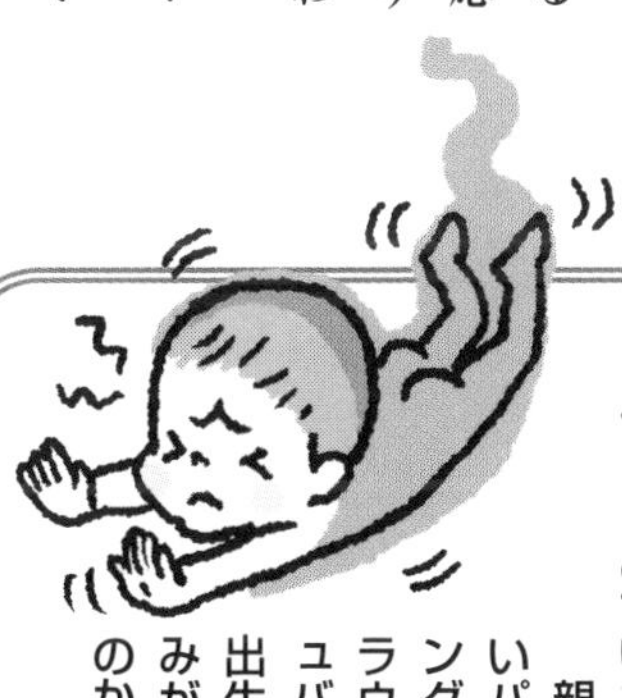

マイノリティとトラウマ

「あるがままの自分」を否定され続ける

社会的少数派、マイノリティといわれる属性をもつ子どもの場合、幼い頃から差別や偏見の目にさらされやすく、トラウマ体験を重ねやすいことに注意が必要です。

少数派ゆえに起こりやすいこと

社会のなかでは、ある属性をもつグループがマイノリティである場合、「多数派ではない」というだけで、奇異な目でみられたり、不利な扱いをされることが少なくありません。

そうした属性をもつ子どもたちは、直接的、間接的に傷つけられる機会が増えやすくなります。

偏見・差別

マイノリティの人は、偏見や差別的意識にさらされることがあります。

マイノリティであることは、子ども自身が選び取った結果ではなく、変えようがないことです。自分の属性に偏見の目を向けられ、差別され続ければ、あるがままの自分を肯定することはむずかしくなります。根強い自己否定感をもつようになりがちです。

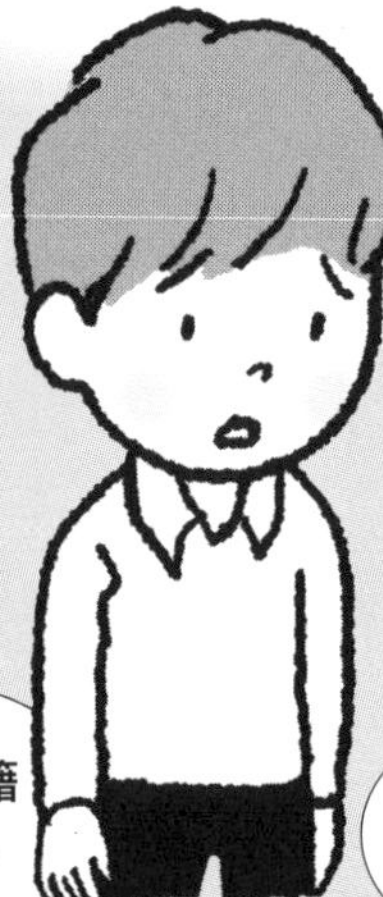

民族、国籍が異なる

なんらかの障害がある

性的マイノリティ（LGBT）

伝統的ではない宗教に入信している親の子

直接的な被害

民族、性や障害などの属性に基づく差別は、個人への直接的な攻撃に結びつくこともあります。

障害のある子どもが虐待を受けやすいのもその一例です（→P29）。

「子どもであること」自体、社会的には弱い立場にある。「子どもの権利条約」（1989年国連採択。日本は1994年に批准・発効）には、子どもの4つの権利（「生きる権利」「育つ権利」「守られる権利」「参加する権利」）を守るように定められている

あきらめ

マイノリティを排斥するような言動をとる人は一部であっても、「～だからしかたがない」という見方が多数派のなかの多数派であるかぎり、マイノリティの立場は変わりません。

トラウマをかかえやすい

根強い偏見や差別、直接的なトラウマ体験の重なりは、トラウマの残りやすさに影響することが考えられます。

たとえばLGBTの若者は、自殺念慮をもつ割合や、自殺の意図をもって自傷行為に及ぶ可能性が、異性愛者にくらべて高いなどとする報告もあります。

社会的に生じる力の差が傷つきやすさに関係する

トラウマが生じるとき、そこには大きな力の差が存在しています。自分を傷つけるなにか、だれかに対して、自分ではどうすることもできない圧倒的な力の差を感じるからこそ、極度の無力感をいだくようになります。

社会のなかでの人と人との力関係は、その人の属性も影響します。トラウマを負うのは一人ひとりの子どもですが、個人的な問題としてとらえるだけでなく、その子がおかれている文化的、社会的な背景を理解しておく必要があります。

人権教育や周囲の理解、環境の整備が必要

性的マイノリティの問題は、広義のトラウマになり得ます。性別というアイデンティティの根幹にあたる要素において、自分がどう見られ、どう扱われるかは、自分の感覚と違うだけで大きな苦痛を呼び起こしますし、未だ差別や偏見をもたらすことが多いからです。

とくに、性同一性障害（生物学的な性と、心理的に自分がそうである性が異なるという持続的な確信をもつ）の場合、物心ついたときから大きな違和感をもち、学校では、制服、着替え、プール、集団活動などの細部に居心地の悪さを感じます。無理解や揶揄(やゆ)だけでなく、基本的になんでも「男女」で役割を分けたがる教育の構造そのものに追い詰められているという理解が必要です。

こうした子どものトラウマを防ぐには、まず、いじめや差別を許さない適切な生徒指導や、「子どもの権利条約」に基づく人権教育を推進することが土台になります。可能なかぎり、合理的な必要性がない部分から、男女で区分けする習慣を無くしていく働きかけも必要でしょう。

親の理解が得られると子どもの人生は格段に楽になります。教職員は、子どもの良き理解者となるよう努め、悩みや不安を受け止めていきます。周囲の理解と、子どもが相談しやすい環境を整えていくこと、法整備などを含め、日常的に性別に関する差別や揶揄がないコミュニティの成立が大切です。

COLUMN

目に見えない脅威、「特殊災害」がもたらすもの

社会の混乱が大きくなりやすい

現代では、地震・津波などの自然災害だけでなく、※CBRNE（シーバーン）災害と呼ばれる、化学・生物・放射性物質、核、爆発物などによる「特殊災害」も増えています。

CBRNE災害が通常の自然災害と異なるのは、脅威のもとになっている「モノ」がどこに存在するかわからないという点です。いたるところに脅威を感じやすく、それに基づいた行動をとる人が増え、心身の不調を訴える人も多くなりがちです。通常の自然災害とくらべ、はるかに大きな社会的混乱をもたらします。

二〇一九年末から始まった新型コロナウイルス感染症（COVID-19）の世界的な大流行（パンデミック）も、生物学的危機という点ではCBRNE災害の一種ととらえることができます。感染予防のためにとられる外出制限が、家庭内で逃げ場のない状況をつくり、DVや虐待を増加させるおそれもあります。子どもの心身への影響を減らすためには、「被災」という視点でとらえ直し、通常の自然災害と同様の手当（→P53）を続けていくことが望まれます。

▼CBRNE災害が与える影響

健康への影響
医療インフラへの打撃／猛烈な不安／PTSD、気分障害、不安障害の発症・悪化／医学的に説明できない身体症状／悲嘆の複雑化　など

行動への影響
移動・外出の回避／非適応的行動（健康リスク行動）の増加／DV・虐待の増加　など

社会への影響
報道の過熱／情報の混乱／デマ、陰謀論の増加／差別、中傷、いじめ、ヘイトクライム／政府、コミュニティ、所属組織への不信・疑念　など

経済への影響
医療・経済対策費の増大／経済活動への影響／物資の不足／休職・失職　など

（重村淳らによる）

※Chemical、Biological、Radiological、Nuclear、Explosivesの頭文字

第4章
子どもの回復を支える ためにできること

子どもの心は傷つきやすく、トラウマの影響は広く長く続きやすいもの。
しかし、その影響から逃れ、回復していくことは可能です。
そのためには、周囲がトラウマのことを理解したうえで、
子どもにかかわっていくことが必要です。

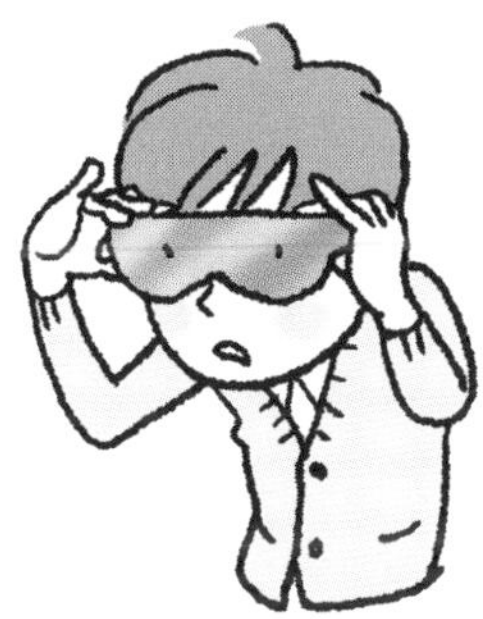

影響を見逃さないために

適切な「アセスメント」で現状を把握する

子どものトラウマは、さまざまなことで生じる可能性があります。どのようにかかわっていけばよいかを考えるためには現状の評価、アセスメントが必要です。

アセスメントのポイント

アセスメントという言葉には「評価」「判断」などという意味があります。さまざまな角度から現状を把握し、なにが求められているかを知り、適切なかかわり方を見出していくことをアセスメントといっています。

トラウマについては、次のような点に注意して子どもの状態をみていく必要があります。

1 出来事について

トラウマの影響の大きさは、出来事そのものの重大さや、体験の回数と相関します。周囲の大人から話を聞くだけでなく、子ども本人から話を聞くことも大切です（→P82）。

2 子どもの行動

どんな場面で、どのような行動がみられるか、複数の人から話を聞いていきます。

3 子どもの症状

出来事と、子どもに現れている症状（眠れない、食べられない、腹痛など）との関連をみていきます。

4 発達段階による現れ方の違い

幼児ではいわゆる赤ちゃん返り、児童期には攻撃性の高まりや注意集中困難、学習上の問題、思春期には逸脱行動など、発達段階に応じてトラウマの影響の現れ方は異なることをふまえておく必要があります（→P12）。

5 併存する障害はあるか

不安障害、うつ、身体面での不調、素行障害など、トラウマにともないやすい障害の有無を確認します。

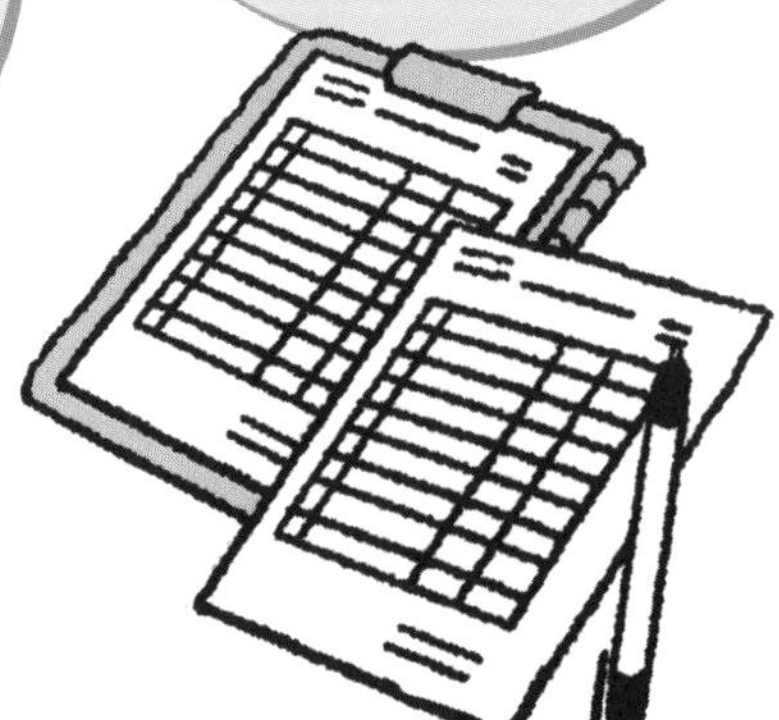

トラウマの影響を評価するための評価尺度（各種テスト）が用いられることもある

周囲の気づきが対応の始まり

　ここまで示してきたように、さまざまな出来事が子どものトラウマを生じさせるおそれがあります。一方で、周囲には子どもが体験した出来事がわからない、わかっていても現状とのつながりが見過ごされる、軽視されるということもあります。そこで必要なのがトラウマのアセスメントです。

　アセスメントはさまざまな局面で必要になり、その内容や目的には違いがあります。いずれにしろ身近な人の気づきがなければ、子どものトラウマは放置されたまま、アセスメントの対象になることすらありません。子どもにかかわる立場にある人すべてが右記のような視点をもって子どもの様子を見守り、必要に応じてより専門的な対応へとつなげていくことが大切です（→P68）。

6 家庭の状況について

　養育者の子どもへのかかわり方は、子どものトラウマの生じ方にも回復のしかたにも大きく影響することが多いものです。より専門的な対応をしていくためには、養育者との面談を通じて、家族の状況や、養育者自身のトラウマ体験などについても把握しておく必要があります。

7 危険因子と保護因子

傷の残りやすさを左右する要因（→P14）について、確認しておきます。

▼アセスメントが必要になる局面

保育園や学校など

　トラウマ的な出来事の体験の有無がはっきりしない段階でも、気がかりな様子がみられる子どもがいれば、必要な支援を考えていくために、アセスメントは必要です。

児童相談所など

　虐待の対応にあたる機関（児童相談所や児童家庭支援センターなど）では、虐待の有無や家族機能などについてアセスメントし、個別具体的な支援をおこなっていきます。

精神科など

　診断をつける、治療方針を決める、治療の進みぐあいを確かめるなどといった目的で、トラウマのアセスメントがおこなわれます。

なにを目指すか

「安全・安心」を得ることから回復は始まる

子どもがトラウマの影響から脱し、回復・成長していくためには、周囲の理解と支えが必要です。善意ではあっても不適切な働きかけは、回復を遅らせてしまうこともあります。

「回復する力」を強化する

トラウマは「心のバネ」にひずみを生じさせます（→P14）。子どもの「回復する力」を強め、心の働きの回復・成長を支えていくことを目指します。

ひずんだまま、回復しない

「出来事」が終わったあとも、そのときの心身の状態が長く続き、元に戻れなくなっているのがトラウマ。自然には回復していきにくい、回復の障害ととらえられます。

自分は無力だ

だれも助けてくれない、わかってもらえるはずがない

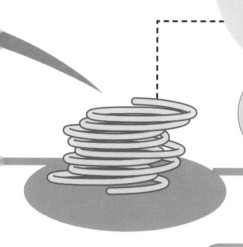

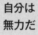

安全・安心な関係・環境を整える

「こうすれば安全、安心」という実感が得られなければ、なかなか状態は変わりません。ただ励ますだけ、叱責するだけでは、むしろ状態の悪化をまねくおそれがあります。

- 身近な大人が子どもの状態を理解し、それに応じた安全・安心感や情緒的サポートを与える
- 家庭・学校・社会で、安全・安心に過ごせるようにする

トラウマが成長の糧になる？

上記で示すように、トラウマからの回復をはかるうえで「レジリエンス」は重要な概念です。

これとは別に、「ポストトラウマティック・グロウス（ＰＴＧ）」

「回復する」という意味

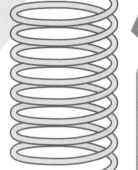

無力感から抜け出し、子ども自身が「こうしたい」という意思をもって、さまざまなことに取り組んでいけるようになれば、トラウマの負の影響から脱したといえるでしょう。すなわちそれが「回復する」ということです。

自分は無力ではない

コントロールできる力が自分にはあるのだ

レジリエンス

トラウマや逆境による影響から回復していく力や、そのプロセスのこと。子どものトラウマに気づき、早期から適切な対応を重ねていくことで、レジリエンスは強化できる

「強み」を伸ばしていく

安全・安心な関係性を得ることに加え、次のような力をつけることが、レジリエンスを高めることにつながります。

- 現実的な計画を立てて実行する力
- 自分の長所と能力に対する自信
- コミュニケーションと問題解決のスキルを学ぶ
- 強い感情と衝動をコントロールする力をつける

（アメリカ心理学会による）

という概念もあります。レジリエンスはトラウマのもとになるようなストレスをはねかえすものであるのに対し、ＰＴＧはトラウマ体験後の苦しみや精神的なもがきのなかにありつつ、人としての成長が促進される状態をいいます。

ＰＴＧが強く現れても、トラウマ症状が楽になるわけではありません。トラウマ体験の影響を残しながら生じるポジティブな変容がＰＴＧであり、①新しい可能性、②他者とのかかわり、③個人的な強さ、④スピリチュアルな領域、⑤人生への感謝という五つの領域に現れます。大人と子どもで大きな違いはありません。

トラウマの存在に気づき、寄り添ってくれる人や、トラウマをタブー視せず、安心して話せる環境や関係があって、はじめて子どもは回復への道を歩み始められます。むやみに成長を求めるのではなく、回復の土台をつくっていくこと、そのうえで成し遂げられた子どもの成長を認め、ともに喜ぶことができるよう、支えていきましょう。

トラウマケア

重層的なトラウマケアで回復を促していく

トラウマを負った子どもやその家族の支援は、特別な技術をもつ人だけがすることではありません。子どもにかかわるすべての人が回復を促す支援者として、それぞれの持ち場で異なるタイプのケアを実践していけます。

3段階のトラウマケア

回復を支えるためのケアは3段階。予防医学の観点でみると、大きく2つに分けられます※。基礎となるのはトラウマインフォームドケア（TIC）であり、TICに基づいて具体的な対応（TRC）をおこなっていきます。そのうえで必要があれば、専門的な治療（TSC）も積み重ねて、対応にあたります。

※通常は「1次予防：発症を防ぐ」「2次予防：早期発見」「3次予防：専門的な治療やリハビリ」と3つに分けられる

心理・医療的アプローチ（2次～3次予防）

個々の対象者にどのようなトラウマがあり、どのような影響が現れているかを確かめたうえで、支援の方向性を決め、緊急対応や中長期支援、専門的な治療をおこなっていく

公衆衛生的アプローチ（1次～2次予防）

すべての人がトラウマへの理解を深めることで、傷つけたり傷ついたりしないようにする。トラウマの早期発見・アセスメント（評価）をおこない、必要に応じて専門的な治療につなぐ

トラウマスペシフィックケア
TSC：Trauma specific care

PTSD症状が強い場合などは、専門的な治療をおこなっていく

トラウマレスポンシブケア
TRC：Trauma responsive care

個々の子どもの事情や症状に応じて、環境の調整をおこなったり、症状をコントロールする方法を考えていく

トラウマインフォームドケア
TIC：Trauma informed care

トラウマとはなにか、どのような影響を及ぼすのか、一般的な知識をもってかかわっていく

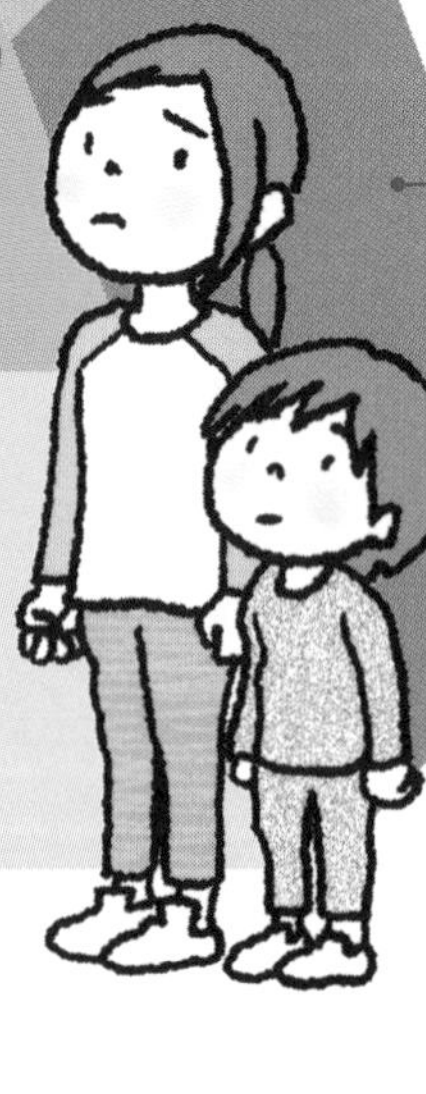

子ども自身も、トラウマについての知識を学ぶことは大切(→P72)

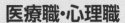

トラウマケアの担い手

回復を促す役割をもつのは、専門家だけではありません。子どもにかかわるすべての人が支援者になりえます。自分がどこに位置しているかを認識し、それぞれの立場でできることに取り組み、必要に応じて連携をとりながら、子どもの回復を支えていきます。

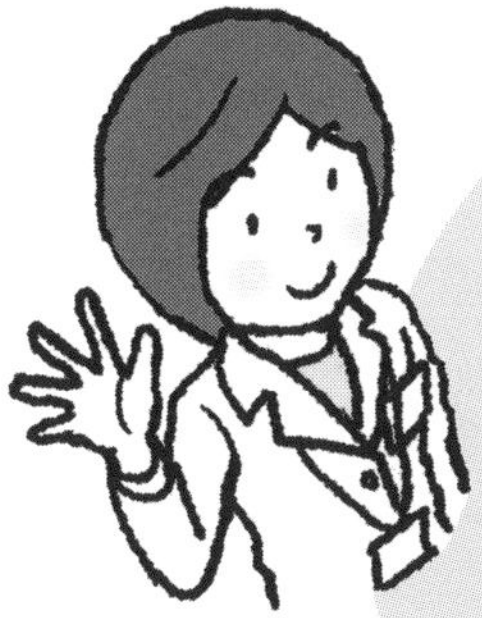

医療職・心理職

トラウマそのものの治療が必要と考えられる場合には、医療（精神科・小児科）、心理（児童相談所・児童養護施設）など、児童心理に詳しい専門家がトラウマスペシフィックケアの担い手となり、エビデンス（科学的根拠）のある技法を用いながら、それぞれの子どものトラウマの治療をしていきます。

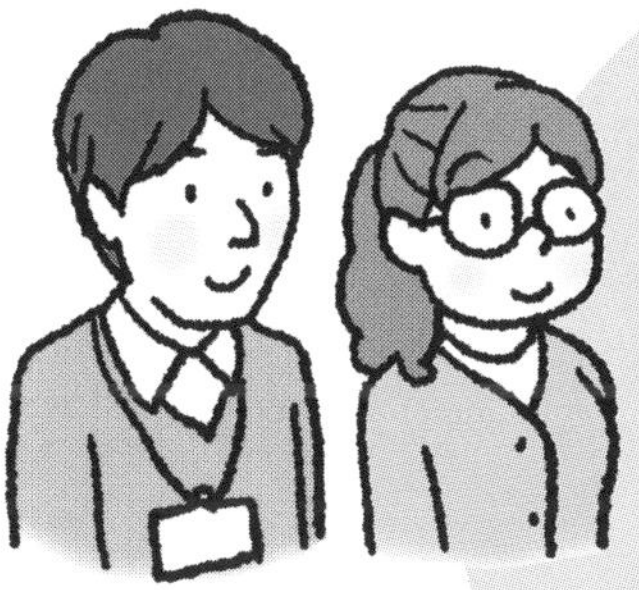

子ども・家庭支援の専門職

役割はそれぞれ違いますが、 一般の医療機関の医師や、児童相談所、子ども家庭支援センター、保健予防課、生活保護課などの職員は、みなトラウマレスポンシブケアの担い手です。

子どもや家族がかかわる問題に対して、具体的な支援策を提案・実行していきます（→第５章）。

子どもにかかわるすべての人

子どもに接するすべての人、すべての組織（保健・医療・心理・教育・警察・福祉・司法・マスコミなど）がトラウマインフォームドケアの担い手となることが、すべての子どもの安全・安心につながります。

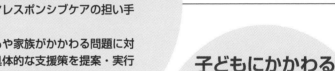

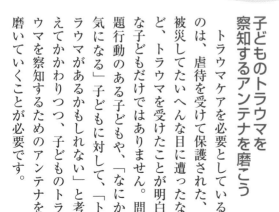

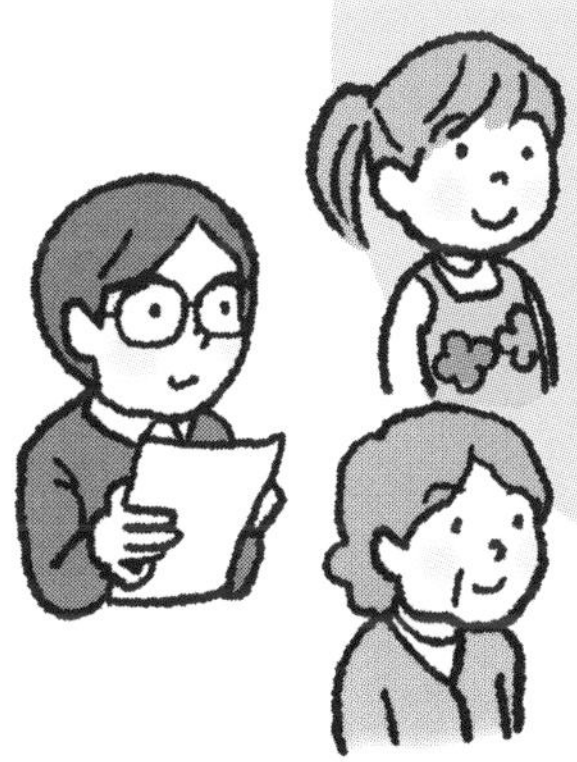

子どものトラウマを察知するアンテナを磨こう

トラウマケアを必要としているのは、虐待を受けて保護された、被災してたいへんな目に遭ったなど、トラウマを受けたことが明白な子どもだけではありません。問題行動のある子どもや、「なにか気になる」子どもに対して、「トラウマがあるかもしれない」と考えてかかわりつつ、子どものトラウマを察知するためのアンテナを磨いていくことが必要です。

支援の基本

「見える化」に必要なトラウマインフォームドケア

トラウマ＝心のケガは目に見えません。だからこそ必要なのが「トラウマインフォームドケア（TIC）」です。米国で提唱されたTICの概念は、「四つのR」「六つの主要原則」で示されます。

「見えにくさ」はトラウマの本質

トラウマの存在はたんに気づかれにくいだけでなく、意図的に隠されたり、その影響が過小評価されたりすることもあります。思い出したくないような体験だからこそトラウマになるのですから、それも当然です。

本人は言わない

人に知られてはいけないことと思っていたり、言ったところでどうにもならないとあきらめていたり、考えることを自動的に避けてしまったりします。

まわりは気づかない、認めたくない

子どもに気がかりな様子があっても、「性格だから」「しつけがなっていない」などととらえているかぎり、トラウマの存在には気づけません。

子どもが置かれている逆境に気づかない、気づいてもどうしようもないと思っていたり、トラウマの影響を過小に評価するということもあります。

本人が大丈夫といっているのだから、そっとしておこう

なんでも環境のせいにしてはダメ

親が子どもにそんなひどいことをするはずがない

不適切な対応によって傷が深まる

子どもの問題行動に対する熱心な指導や叱責は、かえって子どものトラウマを刺激して状態を悪化させるおそれがあります（再トラウマ化）。

「お手上げ」の状態に

熱心にかかわるほど荒れる子どもを前に「自分にはなにもできない」とお手上げ状態になることも。子どものかかえる無力感などに影響され、支援者も同様の状態に陥ることを並行プロセスといいます。

TICの前提となる「4つのR」

トラウマインフォームドケアは、４つのポイントを踏まえて進められます（→P72〜77）。

Realize: 理解する

トラウマの影響を理解し、そこから回復しうることに気づく（→P72）

Recognize: 認識する

子どもの行動、症状がトラウマの影響によるものであることを、本人もまわりの人も認識できるようにする（→P73）

Respond: 対応する

トラウマに関する知識をあらゆる支援システムに統合し、対応にあたる（→P74）

Resist re-traumatization: 再トラウマ化を防ぐ

上記の３つをおこないながら、積極的に再トラウマ化を予防する（→P76）

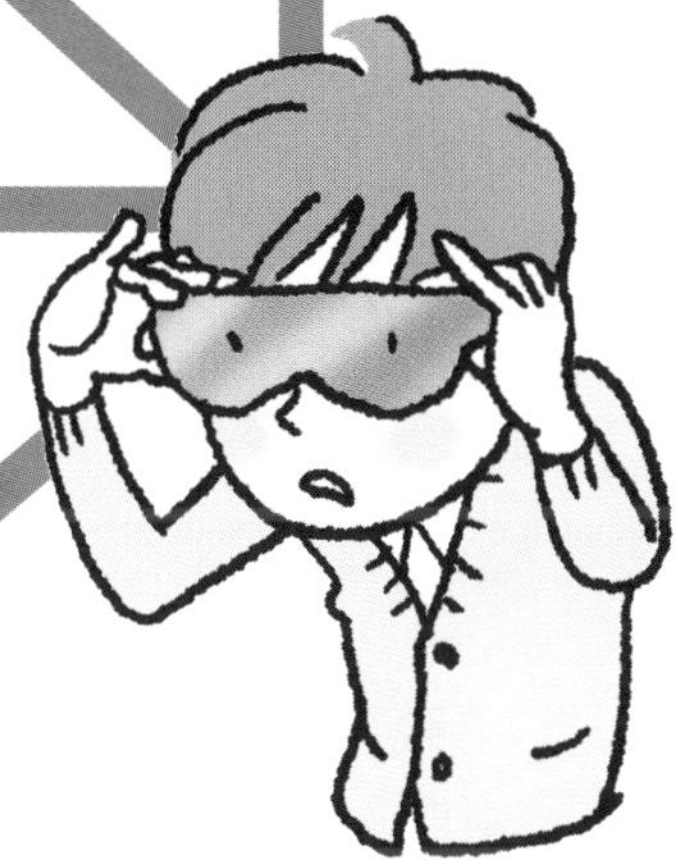

トラウマの影響を受けた目に、人や世界はどう映るか、自分もトラウマの影響を受けていないか考えながら、子どもにかかわっていく

TICの実践に必要な6つの主要原則

①安全：安全感を脅かされたというトラウマの特質を踏まえ、身体的、心理的な安全性、安全な関係性を保つ
②信頼性と透明性：信頼関係を構築するため、組織運営や意思決定を見えやすくわかりやすくする
③ピア・サポート：トラウマの実体験をもつピア（仲間）による相互自助を活用する
④協働と相互性：支援する人もされる人も双方が意見を言い、尊重しあう
⑤エンパワメント：力の開花を信じ、支援される人自身が選択できるようにかかわる
⑥文化・歴史・ジェンダーへの配慮

一人ひとりの学びが必要

見えにくいトラウマを「見える化」するには、特定の専門家だけでなく、子どもにかかわるすべての人、コミュニティや組織全体にトラウマの知識が必要です。トラウマインフォームドケアは、いわゆるスキルや治療技法ではなく、「態度」に近いもの。六つの主要原則を守って対応していくことが、レジリエンスを増すかかわり方につながります。

理解する・認識する

トラウマの知識をもち、子どもの行動を理解する

トラウマインフォームドケアを実践していくうえで、トラウマについて理解を深める「心理教育」は欠かすことができません。子ども自身も「自分がおかしいわけじゃない」と思えるようになります。

「わかること」は力になる

子どもがかかえるトラウマに気づき、「見える化」するには、トラウマへの理解が必要です。

子ども本人にも、トラウマの知識は必要です。トラウマをかかえた子どもは、自分でもよくわからないまま、いろいろなことがうまくいかなくなっていき、無力感や自責感、不信感を強めていることが多いもの。「自分がおかしいわけではない」とわかることは、前に進む力になります。

トラウマのもとになった体験や出来事がわかれば、行動の引き金（トリガー、リマインダーともいう）を探しやすくなります。引き金となるものや状況は、真に危険を示

トラウマを理解する

トラウマの影響で起こる行動は単なる「問題行動」ではなく、状況に適応しようとして身についた行動であるという理解が必要です。

支援者自身が理解する

子どものトラウマがどのように生じ、どのような影響を及ぼすのか、本書の１～３章を読むなどして、トラウマへの理解に努めます。

子ども自身の理解も必要

子ども本人がトラウマについて知ることも大切です。一般的な知識を伝える際は、子どもの主観的体験や気持ちに注意を払い、必要があれば落ち着くためのリラクセーションスキルを示します（→P84）。

また、個々のトラウマを扱う際には、「あなたにはトラウマがある」などという断定的な言い方や、「教えてあげる」というような態度は避けます。子ども自身が、現在の自分の行動と出来事との関連に気づけるように質問していきます（→P81）。

「全部○○のせい」と言い出したら

過去の体験について、子どもが責任を負う必要がないのは確かです。ただ、「○○のせい」で止まってしまうのは、無力感の現れともいえます。そこから先に進めるよう、子どもの意思と選択を尊重したかかわりを続けていきます。

個々のトラウマを認識する

トラウマは、12ページに示したように「３つのE」の観点からとらえられます。そうした理解を前提に、子どもにかかわる人どうしで情報を共有し、個々の子どものトラウマを「見える化」していきます。

問題となる行動や状況

例）子どもと話をするとき、最初はいい感じでやりとりができているが、最後はいつも険悪になる。支援者もイライラしてしまう

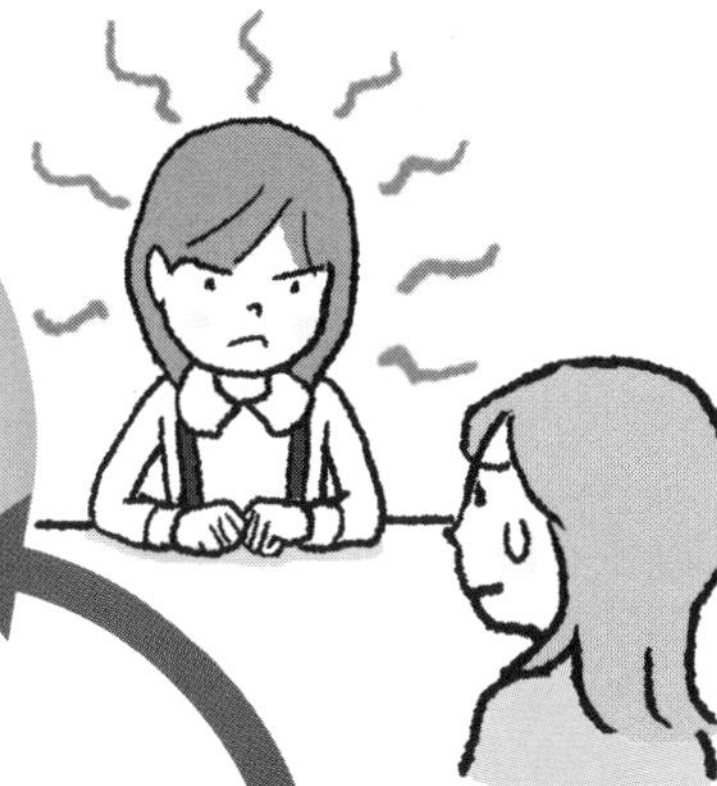

引き金

どんなきっかけに反応したのだろう？
例）面接の終わりが近づいたり、席を外したりしたとき

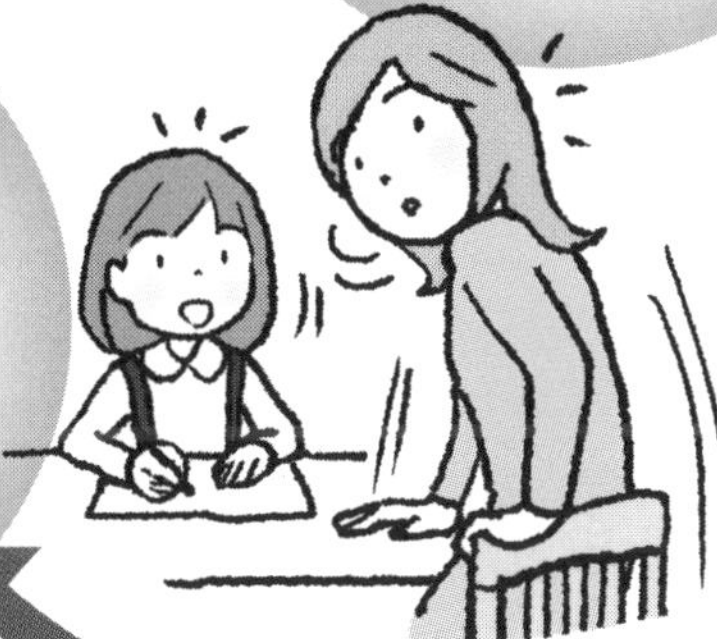

トラウマ体験

過去にどんな体験をしたのだろう？
例）DVと子ども虐待が並存する家庭で育ち、守ってくれる親がいなかった。親の話を信じた支援者に、かかわりを絶たれたことも

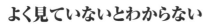

よく見ていないとわからない

困った行動だけを見て、それを止めようとしてもなかなかうまくいきません。行動が起こる引き金がないか、直前の状況を考えてみます。

イラストの例では、支援者が席を外したり、面接の終わりが近づいたりしたときに、拒否される不安がもちあがり、支援者に攻撃的になっている可能性があります。この場合、過去の体験との関連をやさしく指摘し、どうやったら自分を落ち着かせ、よりよい関係を築いていけるか、いっしょに考えてプランをつくることで乗り越えていけるかもしれません。

過去の体験との関連は、子ども本人も支援者も気づきにくいものです。子どもと自分の気持ちに気づき、状況を俯瞰する視点が必要です。

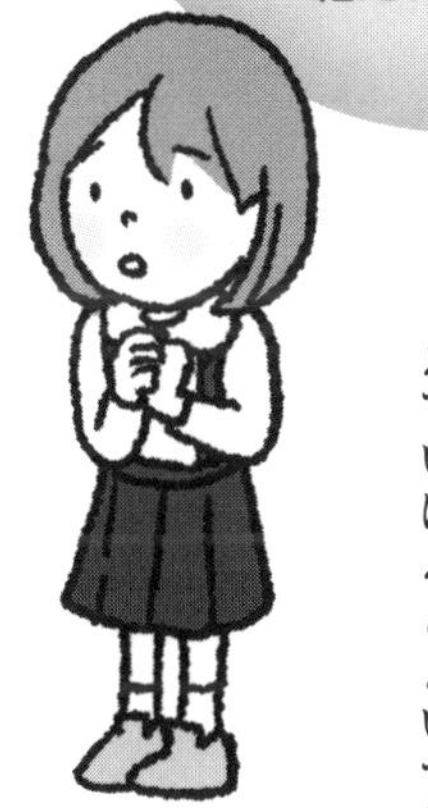

すもの以外は、基本的には無害なものです。回避するだけでなく、安全にやり過ごすためにどうすればよいか、子どもといっしょに考えていけるとよいでしょう。

対応する

子どもといっしょに考え、本人の意思を尊重する

知識や情報は、学んだだけ集めただけでは子どもの回復を促す力になりません。実際に子どもとかかわる際に、支援の方針や手順、実践に反映しながら対応していきます。

対応の際に守りたいポイント

子どもに接する大人の一人として、また子どもの回復を支援する組織として、次のようなことを心がけていきます。

支援が支配につながらないようにする

たとえば虐待を受けてきた子どもは、対等な関係性の経験がほとんどありません。

1対1での関係だけでなく、子どもにかかわる組織としても、支配的な関係が再現されないように注意します（→P76）。

子どもの強みに焦点を当てる

子どもの長所を認め、子どものしてきたことにポジティブな意味を見出し、将来のよりよい選択につなげていきます。

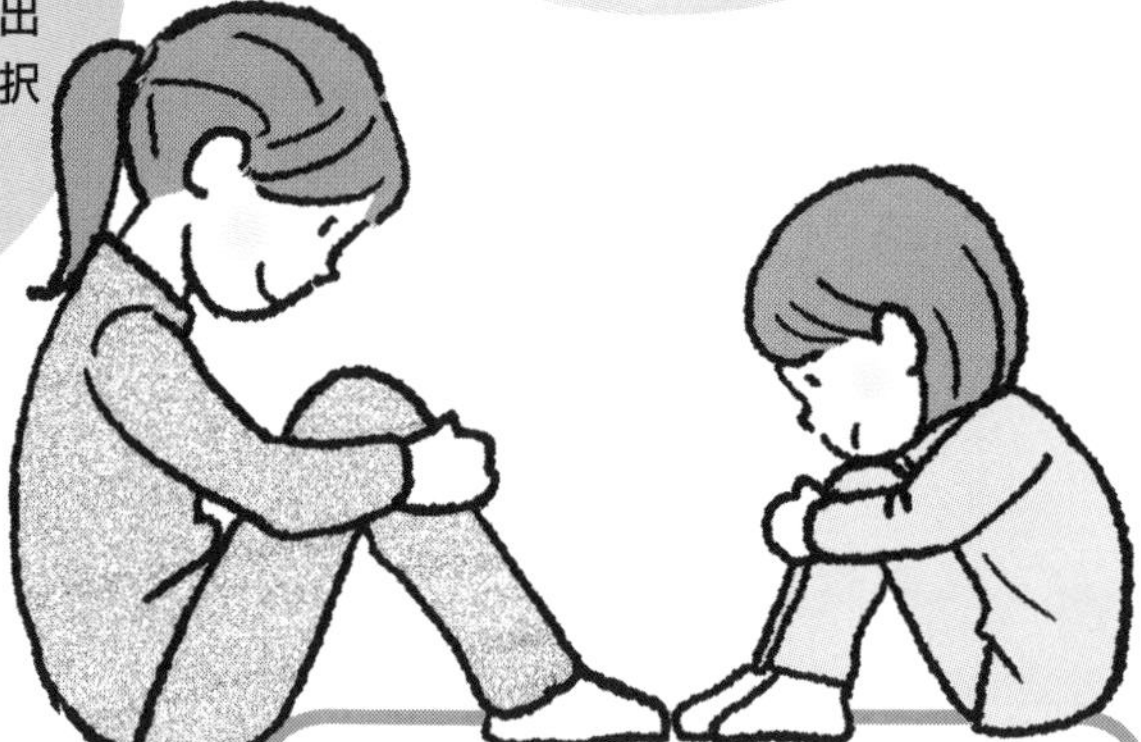

▼安全な関係性をつくるために

- 子どもの行動や気持ちを理解し、受容する
- 文化的背景をふまえて、本人のことを理解する（→P60）
- 子どもが自分自身の感情に気づくことができるよう、共感的にかかわる（→P80）
- 一貫した態度で、明快なコミュニケーションをおこなう
- 子どもと合意・約束したことを守る

子どもの支援は「協働」の姿勢でのぞむ

子どもの回復を支えていこうとするとき、「こうしたほうがよい」と諭したくなることもあるでしょう。しかし、支援する大人が一方的に子どもを導こうとする姿勢は、

「協働」の姿勢でのぞむ

トラウマが与える「無力感」から抜け出す方法を、子どもといっしょに考えていきます。先の見通しや、起こりうること、望ましい結果を得るためにどんな選択肢があるかをいっしょに考え、最終的な選択は子ども自身に任せるということをくり返していきます。

▼子どもの選択を尊重するために

- ●オープンな気持ちでかかわり、批判しない
- ●「こうするべき」と決めつけず、質問をする

組織全体で取り組む

トラウマインフォームドなかかわり方が必要なのは、実際に子どもの相談にあたる人だけではありません。たとえば病院や施設では受付の人、学校では、他のクラスの教員なども含め、組織全体でトラウマへの理解を深めていきます。

どのような専門的なケアも、トラウマインフォームドなかかわりの積み重ねの上にあります。子どもにかかわるすべての人が、子どもの気持ちへの配慮を忘れずに接していくことが、子どもの安全・安心につながります。

情報をわかりやすく示す

支援者が、これからしようとしていることについてわかりやすく説明します。たとえば、虐待などで子どもの一時保護が必要と考えられる場合などは、どんなところで過ごすのか、そこでなにをするのかなど、わかりやすい情報を提供し、次になにが起こるか予想できるように手助けします。

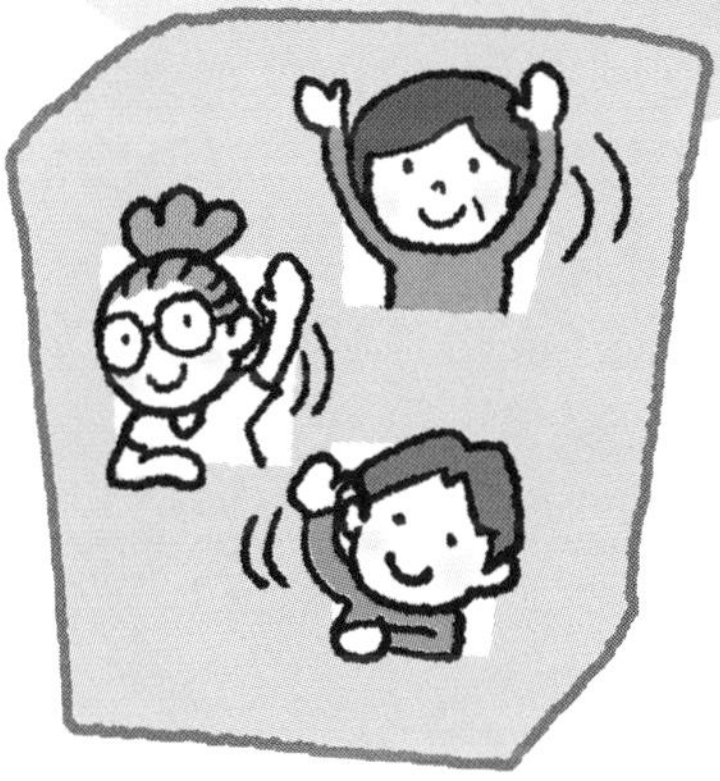

これらの対応は、子どもをめぐる大人の支援にも役に立つ

支配関係に通じます。回復を促すどころか、むしろ再びトラウマ的な関係に陥っていくおそれがあります。

トラウマのある子どもの回復を促すために必要なのは、子どもといっしょにどうすればよいかを考えていく姿勢、つまり「協働」の姿勢です。子どもの人生の主人公は子ども自身です。家族であれ専門家であれ、その座を奪って君臨することは避けなければなりません。

自分の選択が最大限に尊重されるという経験は、子どもが無力感から脱し、自分で自分をコントロールする力をつけていく糧(かて)になります。

再トラウマ化を防ぐ

「命令」「指示」「指導」は傷を深めるもと

支援するつもりが、再びトラウマを負わせることにならないように、さまざまな配慮をしていきます。

禁止・命令ではなくよいモデルを示そう

気がかりな様子がみられる子どもにトラウマの知識をふまえた対応が必要なのは、よかれと思ってしている働きかけが、むしろ子どもの心の傷をえぐり、再トラウマ化をまねくおそれがある行為になる場合があるからです。

たとえば「暴言や暴力は禁止」などというルールが守れないのは、感情や行動をコントロールするスキルが身についていない、暴言にならない話し方、暴力を用いないかかわり方がわからないのかもしれません。禁止一辺倒ではなく、まわりの大人がモデルとなって、具体的なやり方を示していく必要があります。

再トラウマ化をまねきやすいこと

トラウマ、とくに関係性のなかで生じたトラウマのある子どもは、あらゆるところで「支配」を感じ取ります。子どもを支援する立場、組織としておこなうことが、結果的に子どもの心に再びトラウマを負わせる行為になってしまうことがあります。

集団生活の場で

- 学校や施設のルールとルール違反に対する罰則を「拒否」と感じる
- 叱咤激励を自分への「批判」や「否定」と感じる

児童福祉のもとで

- 被害体験などを何度もくり返し尋ねると、怖くなったり疑われているのかと思ったりする
- 虐待親から子どもを説明なく急に分離する（一時保護・児童養護施設への入所→P91）

医療の場で

- 興奮が強い場合などにおこなわれる隔離拘束や手術など、体を大きく傷つける処置が再体験につながる

あらゆる組織で

- 利用のしかたがわかりにくかったり、なにか尋ねたとき対応が事務的だと冷淡に感じる
- できない理由を説明しないと、なにもしてくれないと感じる

再トラウマ化を防ぐために避けたいこと

1対1で話をするときだけでなく、子どもにかかわる組織全体として、見直すべきところは見直していきましょう。

支援のなかで「再演」が起きてしまう

「こうしなさい」という命令や指示、指導に対して、トラウマのある子どもが「支配されている」と感じることで、トラウマ反応が出やすくなります。

- 威圧的な態度（腕を組んだり、見下ろしたりするような姿勢で話す）
- 不親切な態度、無関心な姿勢で接する
- 支援の内容や目標を十分に説明しない
- 相手に誤解を与えるような言葉づかいをする
- 支援方針の突然の変更、約束を破る
- 支援機関の掲示物などの言葉（禁止事項の羅列など）
- 子どもの意思を確認しない強制的な対応
- 大きな声で、命令口調で話したり、乱暴な言葉を使う

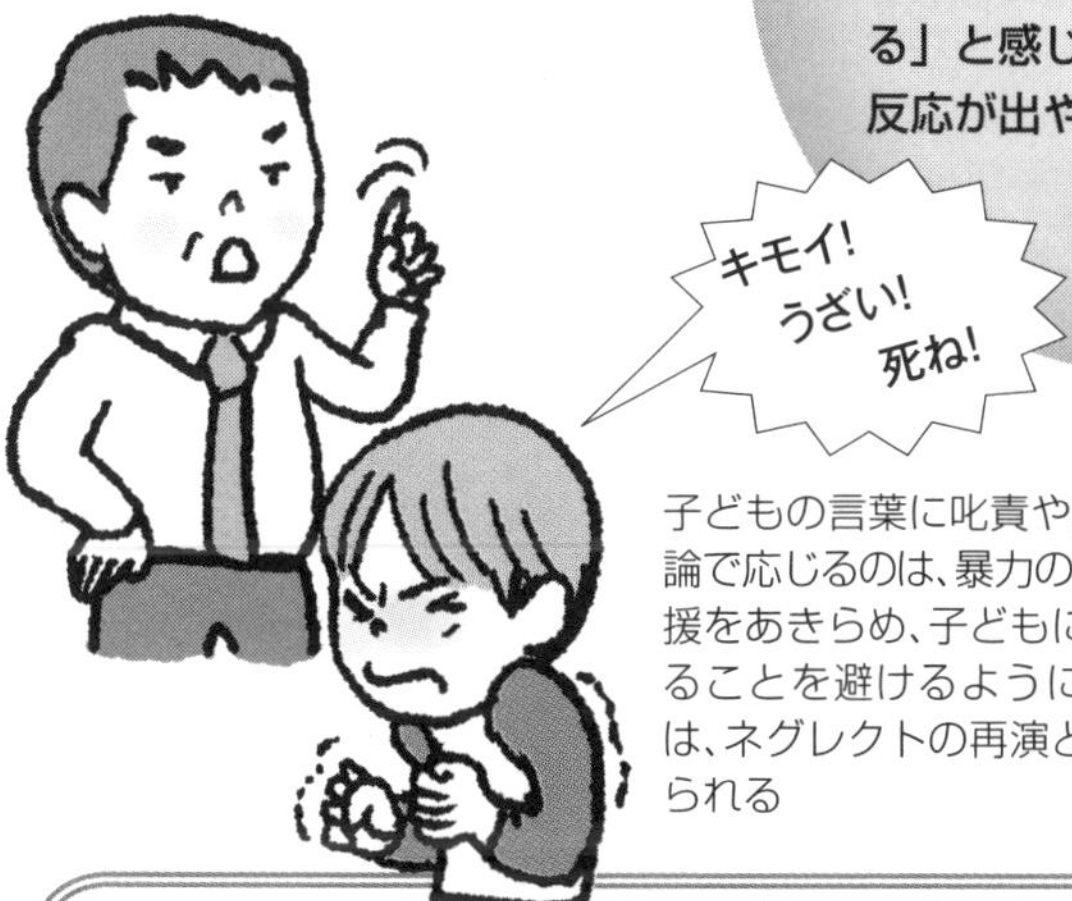

子どもの言葉に叱責や批判、反論で応じるのは、暴力の再演、支援をあきらめ、子どもにかかわることを避けるようになるのは、ネグレクトの再演ととらえられる

（参考：亀岡智美「トラウマインフォームドケアの必要性」こころの科学11月号、2019年）

保護のために必要な対応も、子ども自身が納得できるかたちで進めていくことを心がけましょう。

「自然体」で接しよう

トラウマをかかえた子どもたちを支援していく現場では、命令や禁止をしないではすまない場面も多いのが実情です。ささいなものであれば、再トラウマ化が生じるのは避けがたいことです。

支援の場での子どもの傷つきを完全に避けることはできなくても、できるだけくり返さないようにしていけるとよいでしょう。だからといって、腫れものにさわるようにでもなく、以下のようなポイントを押さえながら自然体で接することができれば、再トラウマは与えにくくなるでしょう。

■子どもにはできるだけリラックスして接し、支援者も適度に自分の感情を表現する
■子どもの言動に反応している自分に気づく
■再トラウマ化が起きたことに気づき、支援者どうしで話し合い、再発予防を工夫する
■相談できる人を見つける

事例

具体的なケースに学ぶTICのあり方

なぜトラウマインフォームドケア（TIC）が必要とされるのか、どのように実践しうるのか、具体的な例に当てはめて考えてみましょう。

「悪いのはだれ？」で終わらせないために

子どもどうしのトラブルは、ときに当の関係者以外の保護者や学校を巻き込む問題に発展していくことがあります。TICの実践で解決の道筋が見えてくる可能性があります。

Aさんは発達障害の傾向がみられる男の子。とても暴力的で、友だちにも先生にも数日に1回は暴力をふるっています。

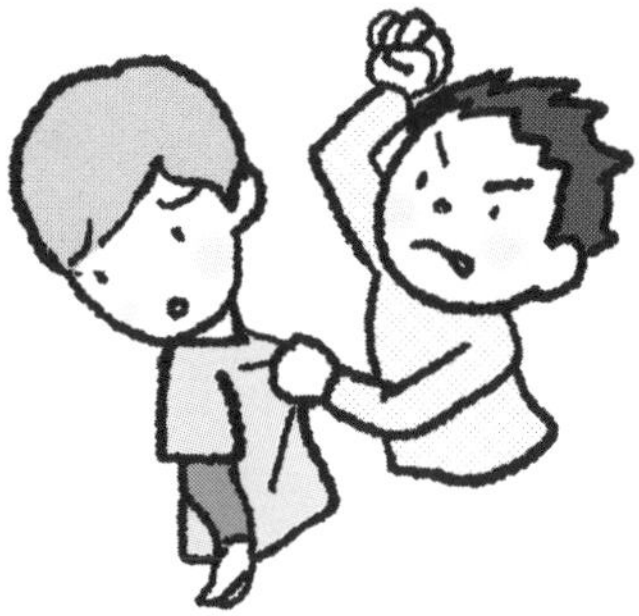

Bさんはいじめられっこ。勉強も運動も得意ではなく、先生たちは「知的な発達に少し遅れがあるようだ」と考えています。Aさんにもよくぶたれたりしています。

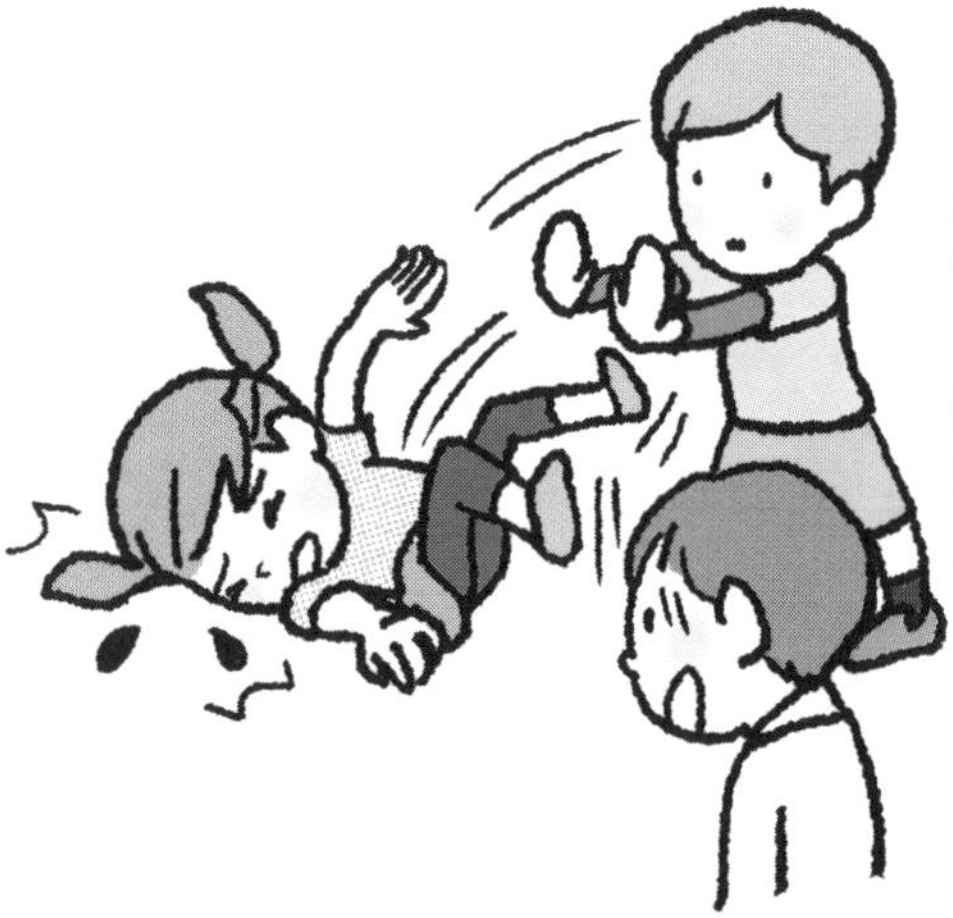

ある日、数人の子どもたちにからかわれていたBさんは、そのうちの1人であるCさんを突き飛ばしてしまいました。転んだCさんは打ち所が悪く、額から流血する事態に。大事には至らなかったものの、それを見ていたDさんは、ひどくおびえていました。

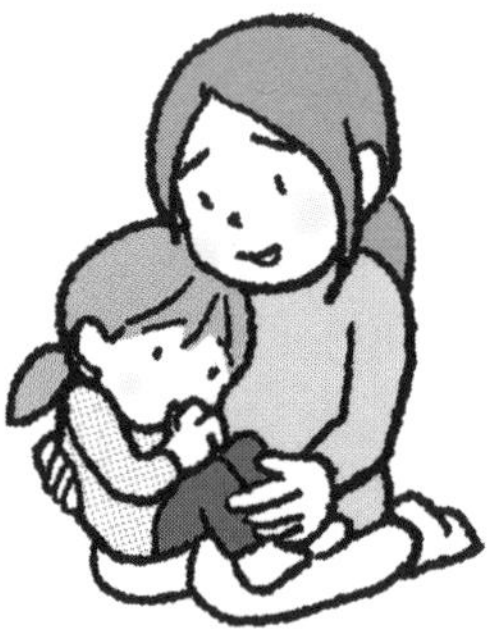

ケガのあとCさんは1人で寝られなくなったり、指しゃぶりを始めたりしましたが、1週間ほどで落ち着いてきました。

一方、見ていただけのDさんは、学校を休みがちに。表情がうつろになったり、突然泣き出したり、イライラしたりと様子が変です。Dさんの母親はスクールカウンセラーに相談し、「PTSDかもしれない」と言われて困惑しています。

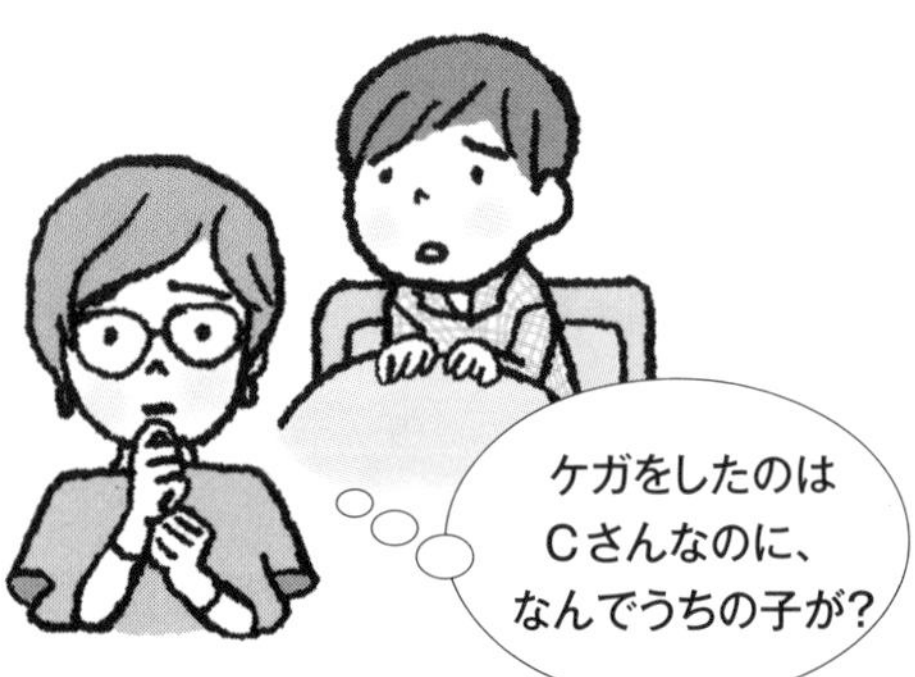
ケガをしたのは
Cさんなのに、
なんでうちの子が？

一連の「事件」の噂は、保護者の間に広がっていきました。Bさんを責める声、Bさんをいじめていた A さんを責める声、A さんのふるまいを放置していた学校を責める声が上がり、あらゆるところで分断が生じる事態に発展していきました。

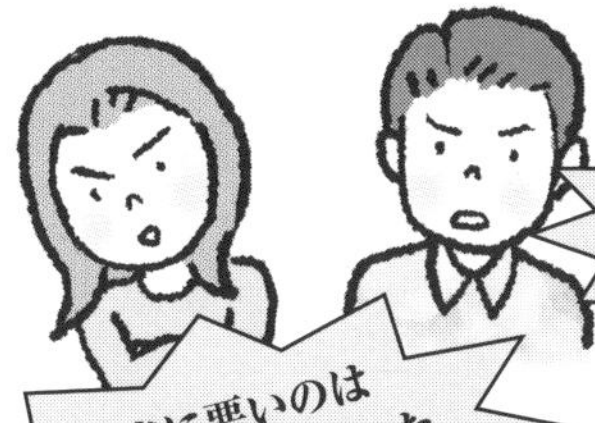
Bさん、ひどい！
本当に悪いのはBさんをいじめていたAさんでしょ

保護者間で意見が対立、分断が生じた

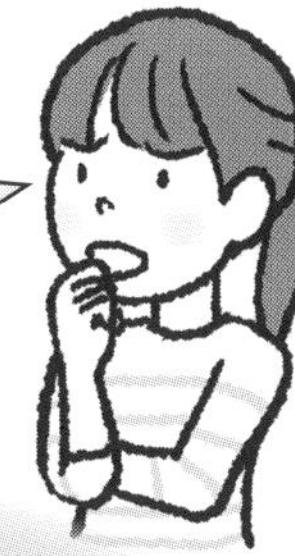
Aさん、発達障害だから……

家庭でなんとかしてもらわないと困ります

Aさんの暴力を放置していた学校がおかしい！

学校と保護者の間でも分断が生じた

事件を一面的にとらえているだけでは、分断が生じ、どう対応していけばよいかもわかりにくくなります。これをつなぐのが「トラウマ」という観点です。

Bさんは学校でいじめを受けていただけでなく、家庭でも、ぶたれたりなじられたりすることがしばしばありました。家庭全体への支援が必要なのかもしれません。

「なんでこんなこともできないの！」とイライラしてしまって……（Bさんの保護者）

叱ってばかりでした。接し方を見直します（Aさんの保護者）

Aさんの暴力は「発達障害だから」というだけでなく、発達の特性があるがゆえに生じやすい、不適切なかかわりによるトラウマの影響もあると考えられます。

DV夫と別れて生活は落ち着きましたが、子どもには深い傷が残っているのですね（Dさんの保護者）

Dさんは、じつは父親から母親へのDVにさらされてきた過去がありました。Cさんのケガは、Dさんのトラウマ記憶が溶けだす引き金になっていたのです。

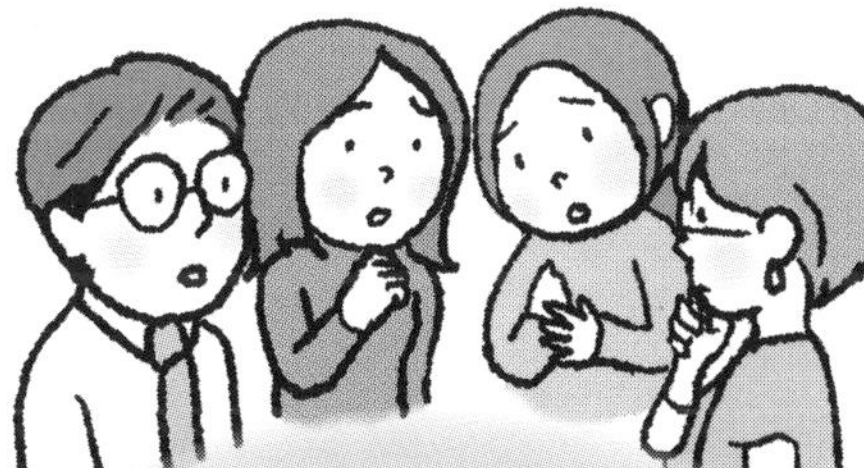

その場をおさめることを優先してきましたが、それだけでは不十分でした（学校の先生）

学校の先生の事なかれ主義は、「なにもできない」という無力感に陥る、支援者に起こりやすい並行プロセス（→P70）の現れだったのかもしれません。

それぞれが「トラウマ」という観点で状況を見ることで、次に進むべき道も見えてきたのです。

子どもと話すとき①

感情を読み取り、共感し、言葉を与えていく

感情の理解や管理がむずかしい子どもたちだからこそ、トラウマのある子どもと対するときは、感情を読み取り、ときにその感情に名を与え、共感し、情緒的な支援をおこないながら話を聞くという姿勢が大切です。

注目したい 子どもの非言語的なサイン

言葉でうまく表現できなくても、感情はさまざまなかたちで現れます。子どもの非言語的なサインを追いながら（トラッキングしながら）、交流していきます。

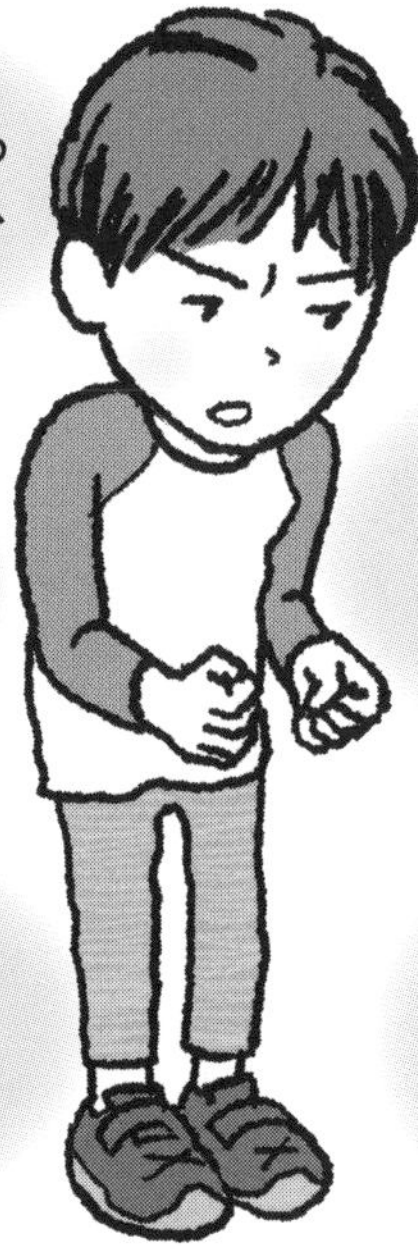

表情
強い感情が現れているか、表情がないか

声のトーン
大きい・甲高いか やわらかいか

会話の範囲
急いでたくさんのことを話そうとするか、いつもより口数が少ないか

会話の質
とりとめがないか、言葉が出にくいか、赤ちゃんっぽく退行的か

姿勢・筋緊張
まるまっている、こぶしを握るなど、力が入り、閉じた姿勢か、力が抜け、開いた姿勢か

接近と回避
近づこうとしないか、逆にベタベタしてくるか、どちらも混ざっていたりするか

情動調節能力
いつもより落ち着かせるのがむずかしそうか、安心させてもらいたがっているか、安心させられるのを受け入れているか

解決を急がず寄り添っていく

トラウマは、子どもが自分の感情を理解し、コントロールする能力を損ないます。感情の理解・管理がむずかしい子どもは、引き金がひかれると、なぜそうなるのかわからないまま、ただひたすら強烈にいやな感じを経験します。そしてそのストレスを身体や行為で表現するのです。

発達の途上にある子どもにとって、行動はコミュニケーションの手段でもあります。子どもが言葉を使って感情や経験をわかちあうコミュニケーションができるようになるまでには、子どもに接する大人が子どもの行動の水面下にある感情を照らし、言葉に置き換えて子どもに返すというくり返し（感

指示する前に必要なこと

行動を生み出す情動、感情の動きに寄り添いながら、子どもと交流します。「情動調律」（→P35）と似たプロセスといえます。

子どもの状態と「波長合わせ」をしていく

子どもの状態をトラッキングし、波長合わせをしていきます。すると、子どもの行動の水面下にある本当の気持ち（「本当は○○したかった」など）が現れてきます。複数あればその気持ちを尊重して、ただ共にいる時間を大切にします。

子ども自身が感情に気づき、それを名づけ、理解し、調節するのを助ける

行動の意味を確かめたいときは、指示ではなく、質問をしていきます。ただし「なぜ」「どうして」という言葉は、子どもが責められていると感じやすいので、使わないようにします。

感情を認識しにくい子どもには、子どもに現れている変化のサインを伝え、どんな気持ちか問いかけます。子どもが答えにくそうだったら、想像した気持ちを伝えてみて、ぴったりするか聞いてみます。

そういえば今、眉をひそめているけどどんな気持ち？

ひょっとして質問されていやな気持ちになったのかな、と思ったんだ

よりよい対処のしかたをいっしょに見つける

同じような気持ちになったとき、今までどう対処してきたのかを聞いてみます。自分のなかにある強さに目を向けさせ、よりよい対処のしかたをいっしょに考えていきます。

イライラしたとき、いつもはどうするの？

どうやったら、叩かないで相手に伝えられるかな？

▼感情反映的に聞くスキル

ステップ１●子どもの感情のすべてを尊重し、受け入れる

ステップ２●子どもに「聞いている」ことを示す

ステップ３●あなたが聞いたこと、その子が言ったことを示す

ステップ４●感情を名づける

ステップ５●アドバイス、示唆、保証する

情の反映）が必要です。

行動面の問題を解決すること、させることを急ぎがちですが、もっとも大切なのは、ただそばにいて、子どもが自分の感情のいろいろに気づき、理解し、調節するのを助けることです。子どもの話を聞き、理解し、共感し、経験を認めて重荷をわかちあうことが子どもの力になるのです。

子どもと話すとき②

子どもが「出来事」を話すのを聞くときの注意点

子どもがトラウマとなった出来事そのものについて初めて話すことを開示といいます。子どもが語り始めようとしているときは、詳細を聞き出そうと焦らず、情緒的サポートをしながら、共感的にかかわっていきます。

気がかりな様子がみられるときの声のかけ方

家庭で、保育園や学校、その他支援的な関係のなかで、子どもに気がかりな様子がみられても、子どもが話したがらないことを尋ねて、かえって傷つけたりしないかと迷うこともあるでしょう。子どもを傷つけない、場合によっては、より専門的な機関につなぐために役立つ聞き方のポイントをまとめてみましょう。

日常の話から

「なにか困ってない？」と尋ねても、子どもはなにを聞かれているかわからないかもしれません。まずは日常の具体的な例から、子どもの話を聞いてみます。

たとえば……

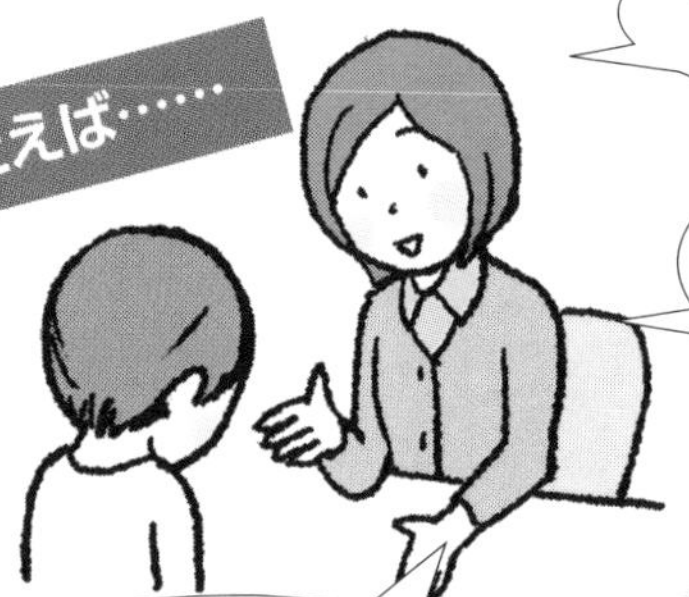

最近、気になっていることがあるの
（○○さんから聞いたのだけど……）

しょっちゅうアザができている
（仲よかった子たちと遊んでいない／ときどき一人で泣いている　など）
ようだけど、なにかあったのかな？

（子どもの反応をみながら）
どんなことでもいいから、
教えてくれるとうれしいな

オープンクエスチョン

誘導をかぎりなく少なくするために、「はい・いいえ」で答えさせる質問は避ける。通告（→P90）しなければならない可能性があれば、子どもの述べた言葉をそのまま記録に残す

根掘り葉掘り聞かない

子どもが自分から話すならよいが、聞く側が詳細を掘り起こそうとしない。子どもは長い間秘密をかかえていることもある。すべてを一度に話さなくていいことも伝えておく

（子どもが話し出したら）
そうなんだ、話してくれてありがとう
（まず認め、求めに応じてくれたことにお礼をいう）

今、そのことを話して
どんな気持ちかな？
（感情の確認）

心理教育

「あなただけではないよ」「あなたは、ちっともおかしくない」など、トラウマの理解に基づき、子どもの考え、気持ち、行動が自然なことであることなどを伝えていく（「正常化」）

最後に、「私が聞いておく必要があることは、ほかにある？」と伝え、話し終えた今の気持ちを聞いておく（安全性の確認）

子どもは理路整然と話せないのが当たり前

子どもは開示をしない理由がたくさんあります（→P8）。「こんなことがあって……」と話し始めても、じつはなかったと否定したり、別のことを言ったりすることは性的虐待のケースでよくあることですが（→P46）、性的虐待以外の場合でも自然なことです。

たとえ子どもが自分が話したことを撤回したとしても、子どもが語った出来事が「なかった」という判断は正しいとはかぎりません。

そもそも子どもは「話しても安全・安心」と思えなければ、自分の体験を開示できません。無理に聞き出そうとするのではなく、子どもの話を共感的に受け止めることが大切です。

子どもの心を守るいちばんの保護要因は、少なくとも一人の大人と、緊密かつ支持的な関係性を築けていることとされます。長くかかわれる立場にある人なら、「あなたの心や身体、人生がよりよくなっていくための道のりを、これで大丈夫と思えるところまでいっしょにいる」と伝えることで、子どもの安心感は増すでしょう。

大切なのは「態度」

子どもは、相手がちょっとでも驚いたり、疑ったり、こうだろうと思い込んでいると、それを察して話しません。子どもの気持ちに焦点を当てながら、話を聞いていきます（→P81）。

自分の役割を意識する

子どもの回復のための３つのケア（→P68）のどこに自分がいるかを認識し、場合によってはより専門性の高いケアにつなぎます。

子どもと日常的な関係をもっていない人（専門職の人など）が、子どもと面談をする場合には、自分が子どもと話す目的と役割、守秘義務、それの例外となるときをわかりやすく説明することが必要（信頼性・透明性の確保）

「通告」したほうがよいとき

事実の聞き取りに際し、TICの原則はだれにでも使えますが、子どもが開示した内容によっては、専門機関の介入が必要になります。虐待、なかでも性的虐待が疑われたり、犯罪による被害を受けた場合などは、何度もくり返し話を聞くことで、子どもに再トラウマを与えるおそれがあります。開示を受け、子どもが「だれに」「なにをされたか」だけわかったら、それ以上のことは尋ねず、児童相談所などに通告します（→P90）。

だれに ／ なにをされた

↓

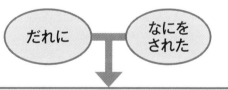

「いつ」「どこで」など出来事の詳細は、事実確認面接、あるいは司法面接の場で聞くようにする（→P97）

COLUMN

リラクセーション技法は子どもの発達段階に合わせる

大人が手本を示していっしょに取り組む

トラウマのある子どもは、三つのF（→P18）に支配されがちで、なかなかリラックスできません。リラックスする感覚がわからないこともあれば、リラックスすると怖いと感じることも。そんな子どもがイライラしたり、不安気なときに「落ち着いて！」と指示しても、なかなかうまくいきません。

子どもの場合、発達段階に合わせたリラクセーションのエクササイズを「いっしょに」おこない、実体験してもらうことが大切です。大人がお手本を示し、いっしょにできるようになったら、いろいろな場所でできるように想定して練習します。少しずつ試しながら、リラックスできるいろいろな方法を、子どもが獲得するのを支援していきましょう。

リラクセーション技法
自律神経系のバランスを整えるのに役立つ方法

幼児〜学童

具体的な「遊び」として取り入れましょう。なぜこうした遊びがリラクセーションに役立つのか、子ども自身は理解できなくても、養育者が理論的な根拠を知っておけば、子どもといっしょに取り組みやすくなります。

★蝶々の動きをしてみよう（手を広げたときに深く息を吸い、閉じたときに吐き出しやすい）
★ドラゴンのまねをしてみよう（ゴーッとおなかの底から息を吐きだす）
★ネコがグーッと伸びをするポーズをまねしよう（筋肉のストレッチ）など

学童〜思春期

それをすることでなにが得られるのか子ども自身が理解し、自分で選択して取り組むことで、集中しやすくなり、症状の低減に役立ちます。

★478呼吸法（4秒かけて息を吸い、7秒息を止めてから8秒かけて吐き出す）
★筋リラクセーション法（全身にぎゅっと力を入れたあと、一気にだらんと力を抜く）など

第5章
子どもを支える「しくみ」を活かす

虐待や犯罪被害など、
子どもに深刻なトラウマを残すおそれがある事態には
さまざまな組織が連携し、対応していく必要があります。
子どもと、その家族に対する総合的な支援が、
トラウマからの回復につながります。

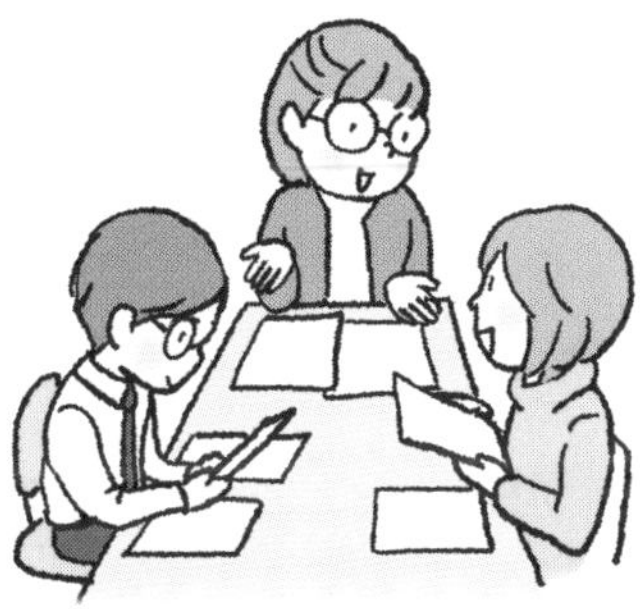

関連する組織

子どもにかかわる組織の役割を確認しておこう

子どものトラウマに気づき、早めに対応していくには、さまざまな組織の連携が必要です。それぞれ、どのような役割があるのでしょうか?

子どもにかかわる主な機関と役割

3段階のトラウマケア(→P68)を実践していくために、子どもにかかわるすべての組織に、それぞれ期待される役割があります。

児童家庭支援センター／子ども家庭支援センター

18歳までのすべての子どもと、子どもがいる家庭の支援を目的に、身近な相談窓口として設置されている施設です。虐待が疑われる子どもに対しては、児童相談所と連携しながら具体的な対応にあたります。公的な相談機関として、ほかに家庭児童相談室があります。

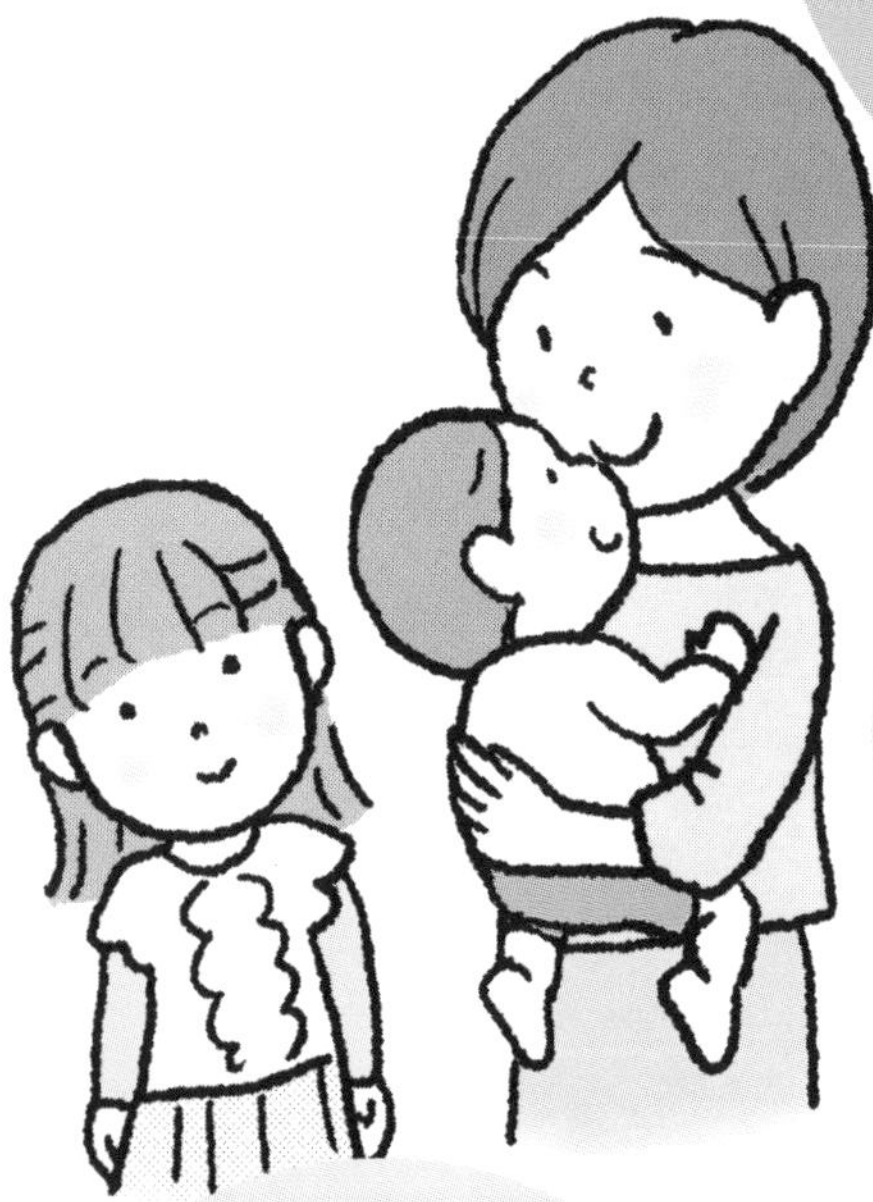

保健センター

母子保健事業として、出産前から継続的な子育て支援をおこなっています。乳幼児健診の場での気づきが、子ども虐待の早期発見につながることもあります。

役所の関連部署

子ども虐待が疑われる家庭では、経済的な問題をはじめ、さまざまな問題をかかえ、助けを必要としていることがよくあります。福祉、障害福祉、子育て支援を担当する部署が対応していきます。

子育て世代包括支援センター

フィンランドの子育て支援制度(ネウボラ)をお手本に、妊娠中の母親への支援を含め、母子保健サービスと子育て支援サービスを一体的に提供する子育て世代包括支援センターを置く市区町村も増えています。

子どもだけでなく養育者の支援も必要

子ども自身が日常的にかかわる組織・機関だけでなく、家庭での困りごとに対応するすべての組織・機関が、トラウマケアの担い手です。

子どもにとって家庭、なかでも養育者との関係は、トラウマの要因になることもあれば、トラウマからの回復を促す大きな力になることもあります。養育者を支え、安心して子育てに取り組めるようにしていくことが、子どものトラウマケアに結びつくのです。

児童相談所（児童相談センター）

児童福祉法に基づいて設置されています。子ども（18歳未満）に関する相談はなんでも受け付けていますが、とくに子ども虐待への対応では市区町村と連携し、中心的な役割を果たします（→P90）。

民生委員・児童委員

民生委員・児童委員は、地域住民の立場から生活や福祉全般に関する相談・援助活動をおこなう非常勤の地方公務員です。地域の身近な相談相手として、支援を必要とする住民と行政や専門機関をつなぐ役割を果たします。

保育園・幼稚園・こども園／小学校・中学校

子どもはもちろん、養育者とのかかわりも多く、子どもや家庭のかかえる問題に気づきやすい立場にあります。気がかりな様子がみられる子どもや養育者には、トラウマの知識をふまえて対応していきます。

警察

110番通報や各種事件の捜査などを通じて、子どもの保護や加害者への対応にあたるほか、子どもの問題に関する専門組織である「少年サポートセンター」を全都道府県警察に設置し、相談やカウンセリングなどもおこなっています。

医療機関

子どものケガ、養育者の心身の問題などへの対応を通じて、保護が必要な子ども、支援が必要な家庭を早期発見するという役割は、すべての医療機関が担っています。

トラウマに特化した専門的な治療をおこなう医療機関もあります。

つながりをつくる

一人でかかえこまず、連携して支える

子どものトラウマは、さまざまな要素が絡みあって生じるもの。回復を促すための取り組みも一筋縄ではいきません。情報は一人でかかえこまず、関係者、関連する組織につないでいきます。

できるだけ早い段階で適切な対応を始める

子どものトラウマは、できるだけ早い段階から適切に対応していけるかどうかで、その影響の残り方は変わってきます。とくに虐待によるトラウマは、家庭の状況そのものをできるだけ早い段階で変えていかなければ、子どもは延々とトラウマ体験を積み重ねることになります。

トラウマは人や世界への信頼感を損ないます。だからこそ、つながりをつくっていくことが回復の助けになります。支援する立場にある人や組織も、一人、あるいは一つの組織でかかえこむことなく、連携を心がけることが大切です。

気づいた人からつないでいく

気がかりな子どもへの気づきは、行動につなげてこそ、子どもを支える力になります。自分一人でかかえこまず、連携を考えます。

子どもから被害をほのめかされたとき

なんらかの被害を受けたことがトラウマになっている場合、子どもが自分の被害体験を初めに告げるのは、多くの場合、加害者ではない家族か、保育所や学校などの先生です。子どもの思いを受け止めるとともに、被害内容によっては児童相談所などへの通告が必要です。

子どもに「だれにも言わないで」といわれても、「わかった」と安請け合いしないようにします。一人でかかえこんでいても事態は改善しません。

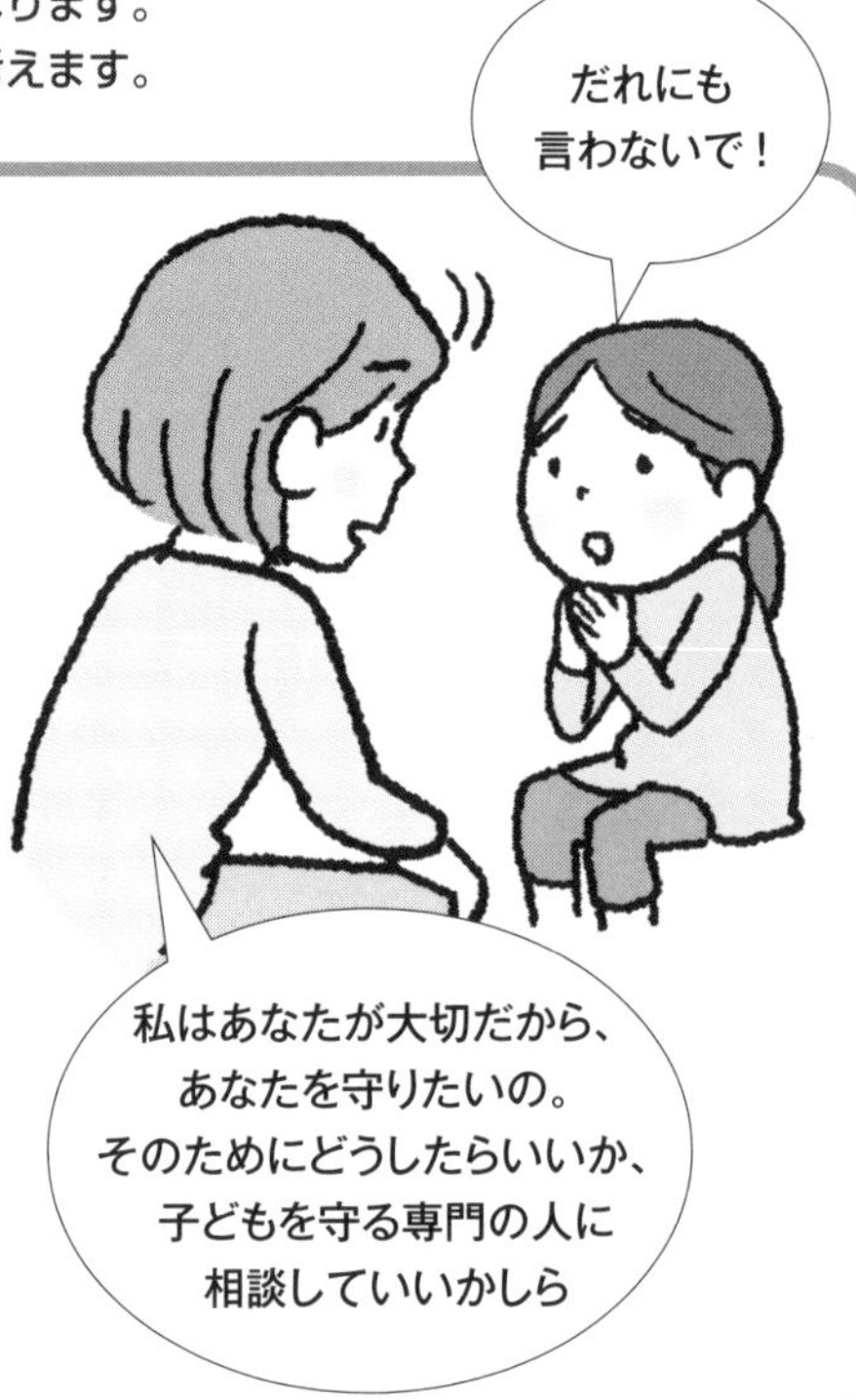
だれにも
言わないで！
私はあなたが大切だから、
あなたを守りたいの。
そのためにどうしたらいいか、
子どもを守る専門の人に
相談していいかしら

気がかりな子ども、気がかりな保護者がいるとき

　虐待が疑われる場合に、児童相談所や市区町村（児童家庭支援センターなど）に連絡することを「通告」といいます。学校の教職員、児童福祉施設の職員、医師、保健師、民生委員・児童委員などには、気づきを放置せず、通告することが法律で義務づけられています。

　家族や親族、近隣に住む人からの通告で、対応が始まることもあります。「虐待でなかったらどうしよう」「恨まれたりしないだろうか」と不安に思う人も少なくないでしょう。しかし、通告しなければ子どもが危険な状態にさらされたままであるかもしれません。結果として虐待はないと判断された場合でも、基本的には責任を問われることはありません。

児童相談所虐待対応ダイヤル
189（いちはやく）

居住地域の児童相談所へつながれる。
通話料は無料。

通話料はかかるが、
児童相談所
相談専用ダイヤル
「0570-783-189
（なやみ・いちはやく）」
を利用してもよい

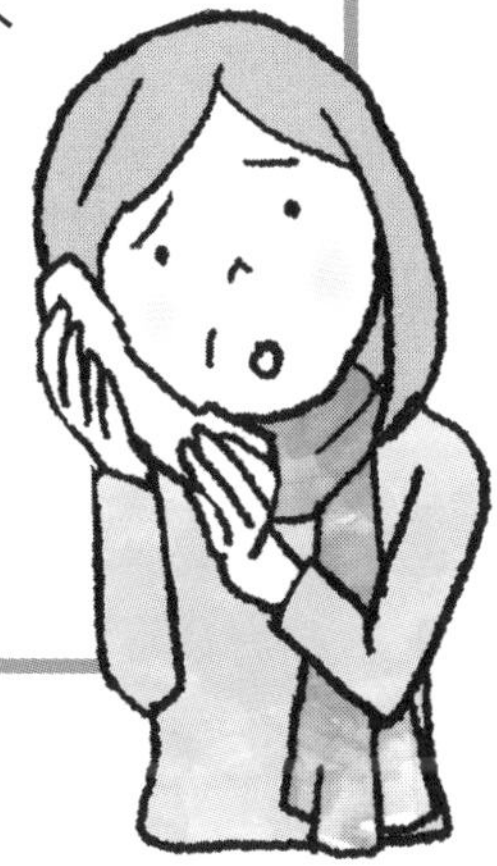

組織の内外でつながりをよくする

組織の内外で情報を共有し、役割を分担、見守りと記録の継続を続ける

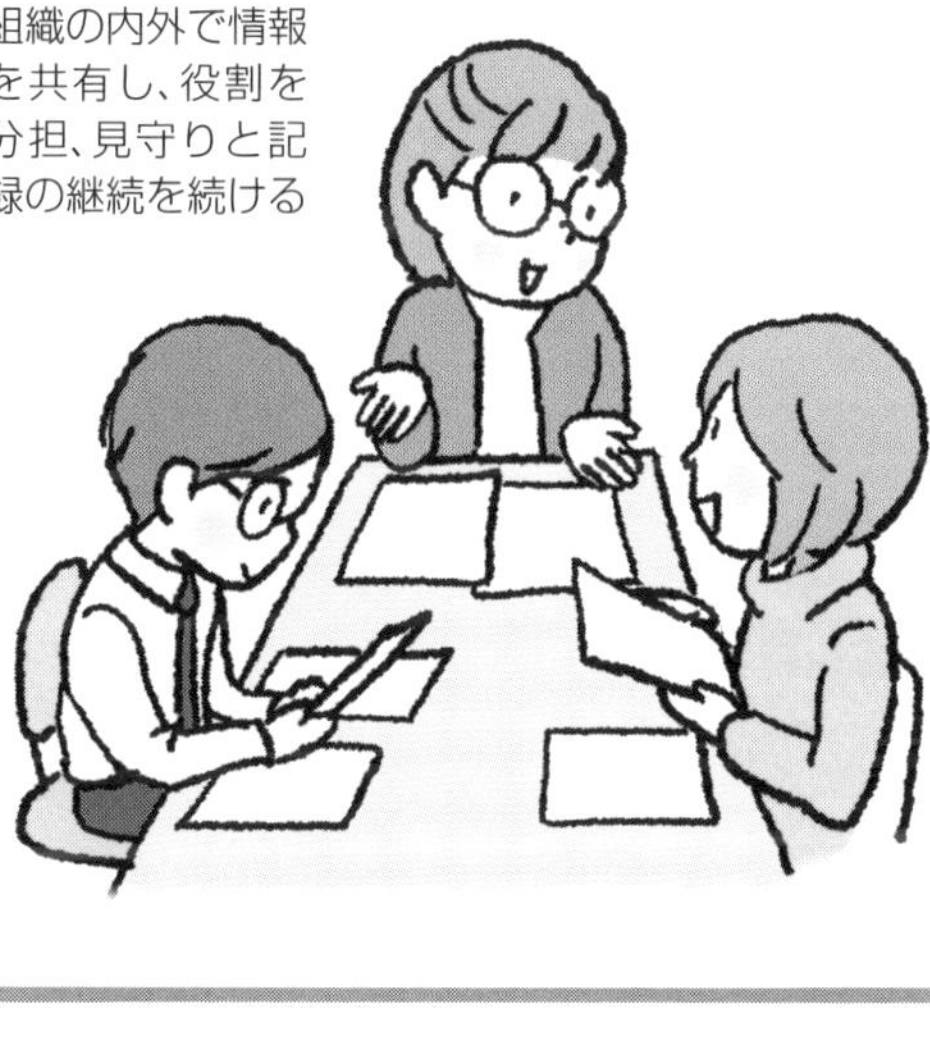

　子どもにかかわる組織の中では、個人の気づきを組織全体で共有すること、虐待・虐待の疑いがある場合や、緊急性が高いと判断された場合には、早めに関連組織との連携をとることが必要です。

　トラウマ体験を重ねている子ども、虐待が疑われる保護者は、自分から助けを求めることが得意ではありません。支援の申し出に拒否的であったり、逆に際限のない支援を求め、それが受け入れられないと感じると拒否的な態度に転じるということが起こりがちです。

　一人の支援者、あるいは一つの組織でかかえこんでいると、その人、あるいはその組織とのつながりが途絶えたとき、子どもや家族への支援も途絶えてしまいます。

　できることは誠実に、できないことまではかかえこまないという接し方が必要です。

虐待への対応

通告から始まる関係機関との連携

家庭の中で起こる虐待から子どもを守るためには、公的機関のかかわりが必要になることも少なくありません。その場合、児童相談所または市区町村が中心となって対応を進めていきます。

虐待が疑われる場合の対応の流れ

児童相談所や市区町村は、「虐待が疑われる子どもや家庭がある」と通告を受けたあと、調査と支援体制の調整をおこなっていきます。

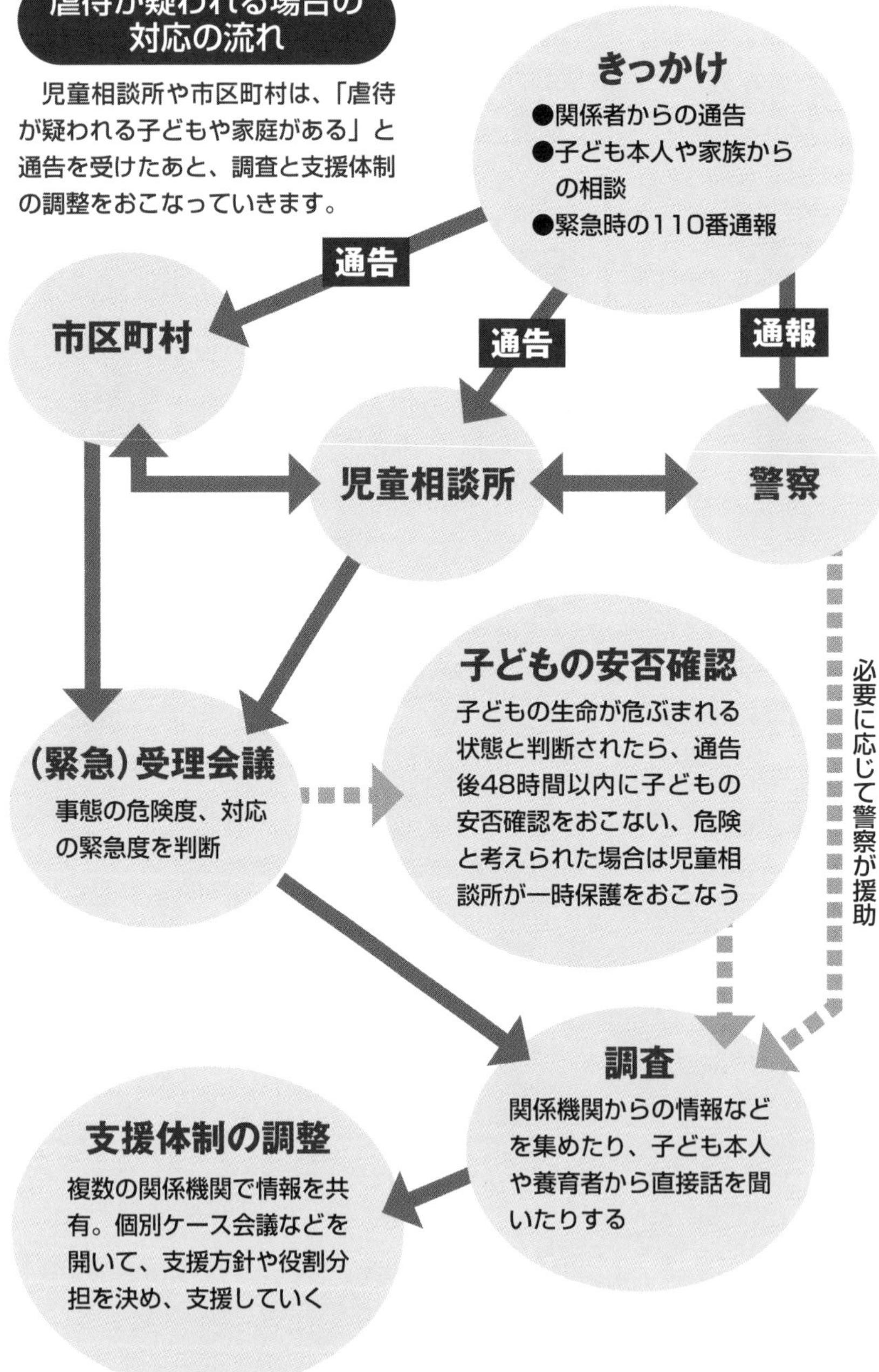

きっかけ
●関係者からの通告
●子ども本人や家族からの相談
●緊急時の110番通報
通告
通告
通報
市区町村
児童相談所
警察
必要に応じて警察が援助
子どもの安否確認
子どもの生命が危ぶまれる状態と判断されたら、通告後48時間以内に子どもの安否確認をおこない、危険と考えられた場合は児童相談所が一時保護をおこなう
(緊急)受理会議
事態の危険度、対応の緊急度を判断
調査
関係機関からの情報などを集めたり、子ども本人や養育者から直接話を聞いたりする
支援体制の調整
複数の関係機関で情報を共有。個別ケース会議などを開いて、支援方針や役割分担を決め、支援していく

「虐待あり」と判断された場合

子ども虐待への対応は、子どもを危険な状況から助け出すことだけにとどまりません。子どもが再び虐待を受けることがないよう、安全な環境を整えていきます。

一時保護

虐待が激しく危険と判断されたり、家庭での養育が困難と判断された場合などは、子どもを一時的に保護したうえで、調査と支援体制の調整をおこなっていきます。

児童相談所が運営する一時保護所への入所のほか、医療機関、児童養護施設、里親などに一時保護が委託されることもあります。

状況が変われば（一時保護 → 在宅支援）

家庭での養育が困難であれば（一時保護 → 施設入所措置等）

在宅支援

子どもを家庭から引き離すことが、必ずしも子どもの安全性を高めるとはかぎりません。どのような関係性であれ、養育者から引き離されるという体験は、子どもにとっては重大な出来事です。児童相談所が対応した虐待相談事例の8割以上は、在宅のまま養育者への指導をおこない、子どもが家庭で安全に過ごせるよう支援しています。

状況が変われば（施設入所措置等 → 在宅支援）

施設入所措置等

家庭での養育が困難と判断された場合には、児童福祉施設（児童養護施設、乳児院など）に入所したり、里親のもとで暮らしたりします。

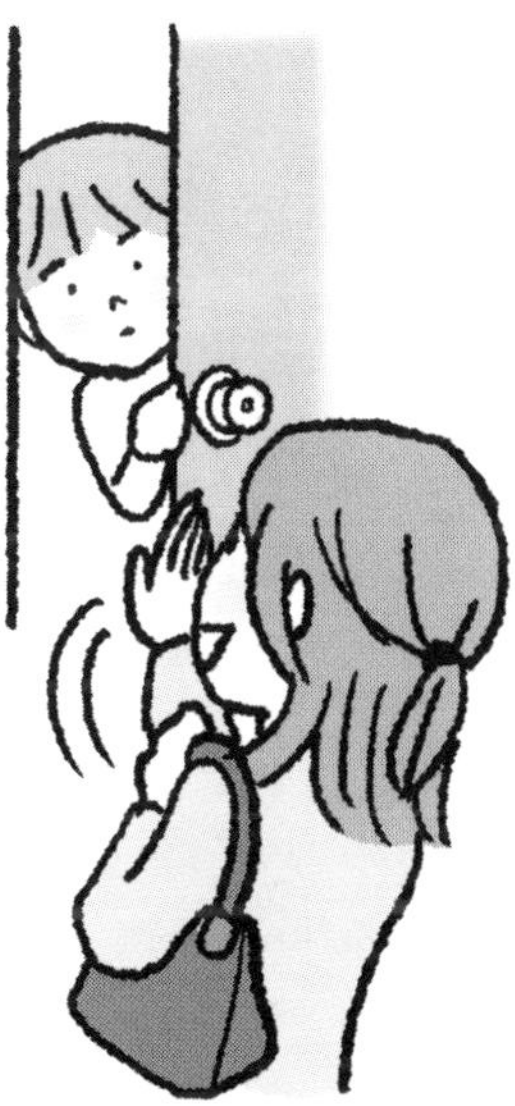

児童福祉司が定期的に訪問するなど、継続的にかかわっていく

複数の関係機関が連携して支えていく

子ども虐待は一回かぎりの出来事ではなく、状況が変わらないかぎり断続的に起こり続けます。状況を変えるきっかけとなるのが、周囲の気づきであり、児童相談所を中心にした関係機関の介入と支援です。

具体的な支援策は、子どもの状態や家庭の状況によって異なります。さまざまな機関が役割を分担しながら、子どもとその養育者の支援を続けていきます。

虐待への対応

子どもだけでなく家族にも支援が必要

子ども虐待が起きている家庭では、養育者自身、支援を必要としていることが少なくありません。早い段階からの子育て支援が、虐待の防止につながります。

養育者を責めるだけでは状況は変えられない

虐待の加害者であれば「なぜそんなことを！」、虐待に加担していなくても「なぜ止めなかった！」と、親は非難されがちです。しかし、虐待の加害者は自分自身、未解決の問題をかかえていることが多いもの。また、子どもが虐待されている様子を目のあたりにすることがトラウマになり、身動きがとれない、自分には止められないという無力感でいっぱいの親に虐待を止めることはできません。

「親は愛情をもって育てるべき」などと言うだけでは、子ども虐待が起こりやすい状況は変わりません。子どもを含めた家族全体への支援が必要とされています。

予防のための取り組み

地域における育児援助、保育所や学校での保護者支援、電話相談の実施、養育者の心身のケア、経済的援助などの充実が虐待のリスクを減らします。

▼子ども虐待を起こしやすくする要因

養育者	子ども	環境
望まぬ妊娠、産後うつ、攻撃性・衝動性の高さ、コントロールが不十分な心身の病気や障害、養育者自身の虐待経験など	育てにくい、発達特性がある、発達が遅いなど	夫婦関係が悪い、経済的に困っている、親族や地域社会から孤立しているなど

家族の支援も連携が必要

子ども虐待は、養育者に対する一時的な助言や、見守りだけでは改善しにくいものです。個々の家庭がかかえる問題を明らかにし、必要な支援をおこなっていくためには、さまざまな機関の連携が必要です。

▼主な虐待者

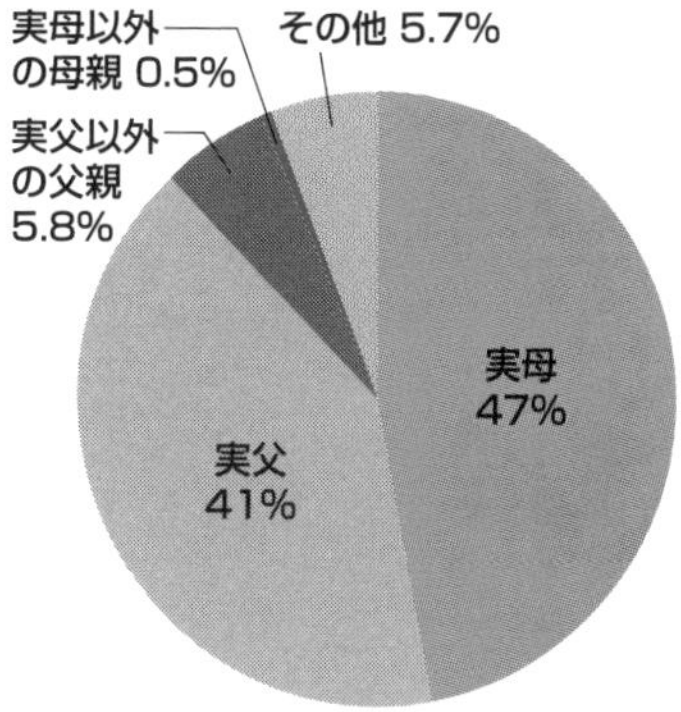

（厚生労働省「平成30年度福祉行政報告例の概況」による）

「親子分離」が必要になることも

一時保護や施設入所のようなかたちで、子どもを養育者から離すことを親子分離といいます。虐待をしていても親子分離に抵抗を示す人も少なくありませんが、子どもの安全を第一に考え、場合によっては親の同意がなくても親子分離がおこなわれます。

ただし、状況が改善されれば再び家族そろって暮らせるようになることもあります。そのためには、虐待の加害者である養育者がカウンセリングを受けるなど、自分の行動が及ぼしたこと、自分自身がかかえる問題に向き合い、解決していくことが必要です。

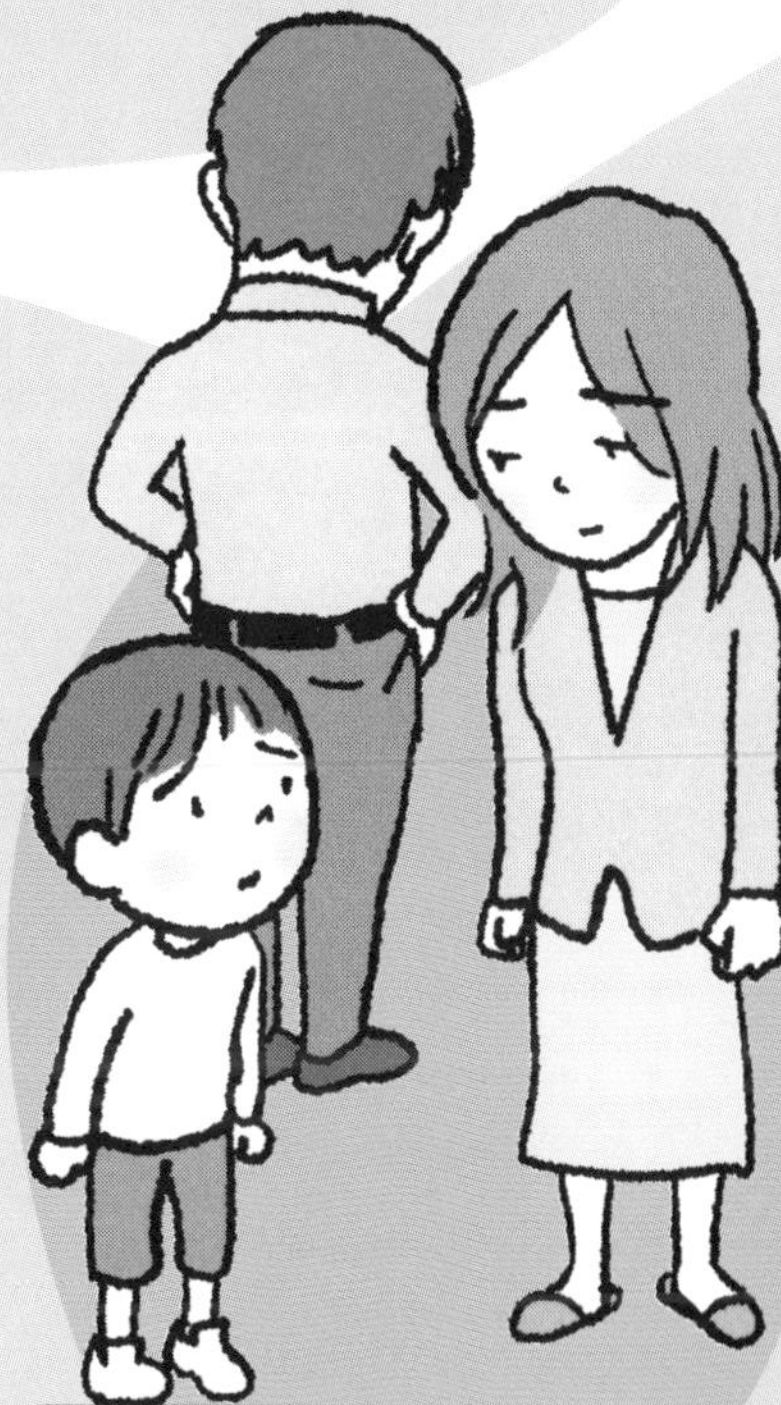

養育者への支援

養育者との安定した関係が得られることは、子どもの心を守る最大の保護要因です。子どものためにも、養育者と良好な関係を結び直せるように支えていくことが必要です。

保育所や学校と児童相談所等の連携

子どもが通う保育所や学校で、子どもだけでなく保護者の様子も見守る。緊急時には児童相談所等に連絡をとれるよう、組織間で連携を保つ

親子で通所

児童相談所や児童家庭支援センターなどに通い、カウンセリングを受けたり、子どもとのかかわり方を学ぶ教室に参加したりする

養育者の力をつける

養育者自身が主体的に子どもの安全を確保したり、養育環境を整えられるようにサポートする

養育者自身の心身のケア

必要に応じて医学的治療、心理療法など、専門的なケアを養育者自身が受け、心身の状態を安定させる

施設の利用

母子生活支援施設は、父親から母親へのDV、父親から子どもへの虐待から逃れるシェルターとして利用されることも多い

専門的なケアにつなげる

トラウマに焦点を当てた治療が必要なことも

虐待を受けている子どもは、最優先事項である「安全と安心感の確保」が達成されると、虐待による後遺症（ストレス反応）が目立ってくることもあります。状態によってはトラウマに特異的なケアが必要になります。

虐待を受けた子どもの専門的なケア

虐待によって傷ついた心身、社会的な影響、家族関係・対人関係の混乱……すべてにおける回復と、発達過程にある子どもの育ちの支援双方が必要です。

児童相談所や行政の虐待対応の一環としてのケア

子ども虐待が明らかになった場合、アセスメントに基づいて、福祉的・心理的な支援を以下の３つの機関と連携しておこなっていきます。保護のための措置と支援の双方をおこなわなければならないむずかしさもあります。

【福祉的な支援】親の養育能力を支え、子どもの安全と安心を確立すること

【心理的な支援】主に子どもの状態のアセスメントと心理的なケア

TSC 医療機関やカウンセリング機関でのケア

医療においては、診断と治療がおこなわれます。治療には医療的支援と心理的支援双方が含まれます。カウンセリング機関は心理的支援をおこないます。

TIC/TRC/TSC 家庭や社会的養護のなかでのケア（生活）

生活のなかでの治療的養育と、児童心理士による心理的ケアの双方が組み合わされます。

TRC 幼保、学校などでのケア（教育）

見守りは、子どもが長時間を過ごす保育・教育機関とも連携しておこなわれます。

（TIC：トラウマインフォームドケア、TRC：トラウマレスポンシブケア、TSC：トラウマスペシフィックケア→P68）

虐待の後遺症に特化した治療

虐待を受けた子どもの回復を促すために、トラウマレスポンシブケアに加えて、トラウマやアタッチメントに特化したケア（トラウマスペシフィックケア）がおこなわれます。

虐待を受けた子どもは、①トラウマ、②アタッチメント、③解離、④人生史という主に四つの領域に課題をかかえています。すべてがつながってはいますが、より重篤な影響を受けていると思われるところからかかわっていきます。

専門的なケアは、心理療法が主体で、育児スキルをあげるためのペアレントトレーニングなども導入され始めています。

心理療法でおこなわれること

トラウマをかかえた子どもにおこなわれる心理療法には、次のような共通点があります。ただし、心理療法の種類によって、治療の進め方や重点を置くポイントは異なります。

セラピストと安全・安心な関係を築く

子ども中心療法、子ども中心プレイセラピーなど、子どものやりたいことを大切にして、共感的にお話をするセラピーやプレイセラピーがあります。ただし、子どもがトラウマを回避したがることと、遊びのなかや関係性で被虐待体験が再演されやすくなることに注意をします。

心理教育をおこなう

トラウマやトラウマの影響について学びます。そのために、自分になにがおきて措置されたかということを、最初にきちんと説明しなければなりません。

感情表現を促す

虐待を受けた子どもは感情同定や、感情表現、感情調節が苦手です。さまざまな生活のなかでの局面や遊びのなかで、適切な感情表現ができるように促していきます。

混乱した人生史の修復

トラウマや措置の連続で、子どもの人生史は幼いながらすでに混乱し始めています。生い立ちを整理するライフストーリーワークや、ナラティブエクスポージャーセラピーが役に立ちます。

アタッチメント関係を促進する

子どもの調節障害は、重要な他者とのアタッチメント関係が成立しなかったことからも起き得ます。PCIT（Parent Child Interaction Therapy：親子相互交流療法）は、ライブコーチングをおこないながら養育者と子どもに遊んでもらうことを基盤に、アタッチメントの質を高める心理療法で、外在化行動障害やトラウマ症状、解離症状などがおさまっていくエビデンスがあります。

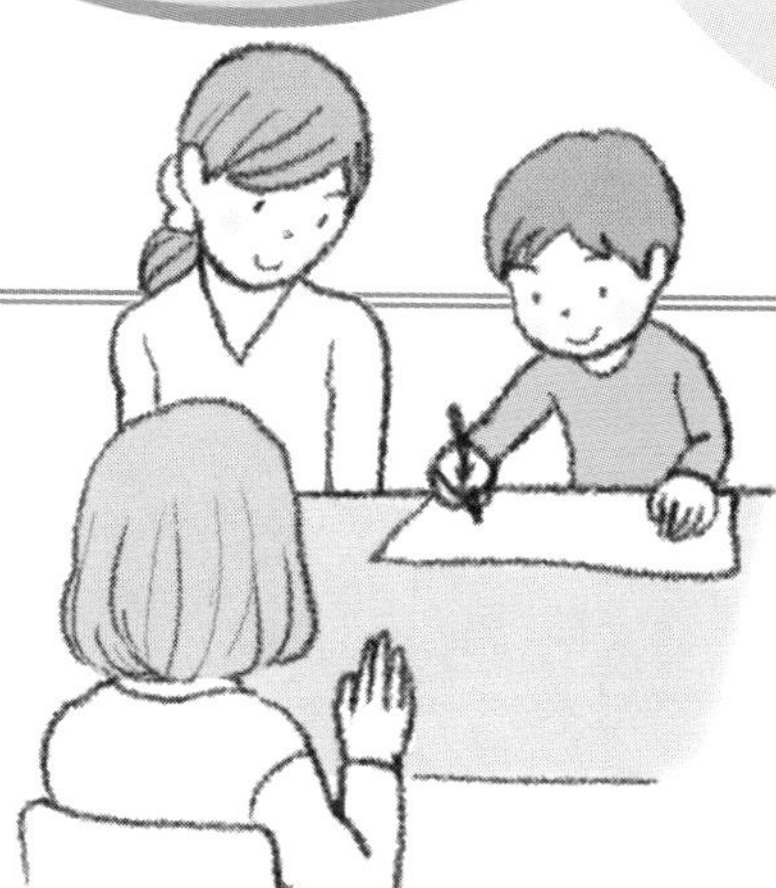

子ども自身が意欲的に取り組めるように段階的にトラウマにふれていく

トラウマをかかえる子どものための認知行動療法

子どものPTSDの治療法としてエビデンス、つまり科学的根拠が証明されている心理療法の一つに、「トラウマ・フォーカスト認知行動療法（TF-CBT）」があります。

子どもの年齢に合わせ、楽しんで続けられるように工夫されたプログラムで、週一回、全一二〜二五回（最低八回）のペースで実施されます。養育者の参加もプログラムに含まれており、より効果的な回復を目指して治療を進めていきます。

トラウマに対する心理療法についての詳細は、『健康ライブラリー イラスト版　トラウマのことがわかる本』（白川美也子監修）をご覧ください。

法的な対応

虐待・犯罪の加害者に法的な対応がとられることも

トラウマの原因となる出来事によっては、加害者への法的な対応が求められることもあります。その場合、子どもにも出来事の詳細を聞く必要が生じます。

法的な対応が必要になる例

子どもの保護を目的に法的な対応が必要になる場合と、加害者を罰するための対応の大きく2つに分けられます。

虐待されている子どもを保護する

保護者の同意が得られない場合に、子どもを保護するための措置をとったり、加害者である保護者の親権※を一時的、あるいは部分的に停止させたりするには、児童虐待防止法や児童福祉法に基づく法的な手続きが必要です。

※子どもを監護・教育し、その財産を管理し、その子にかわって法律行為をする権利

▼家庭裁判所のかかわり

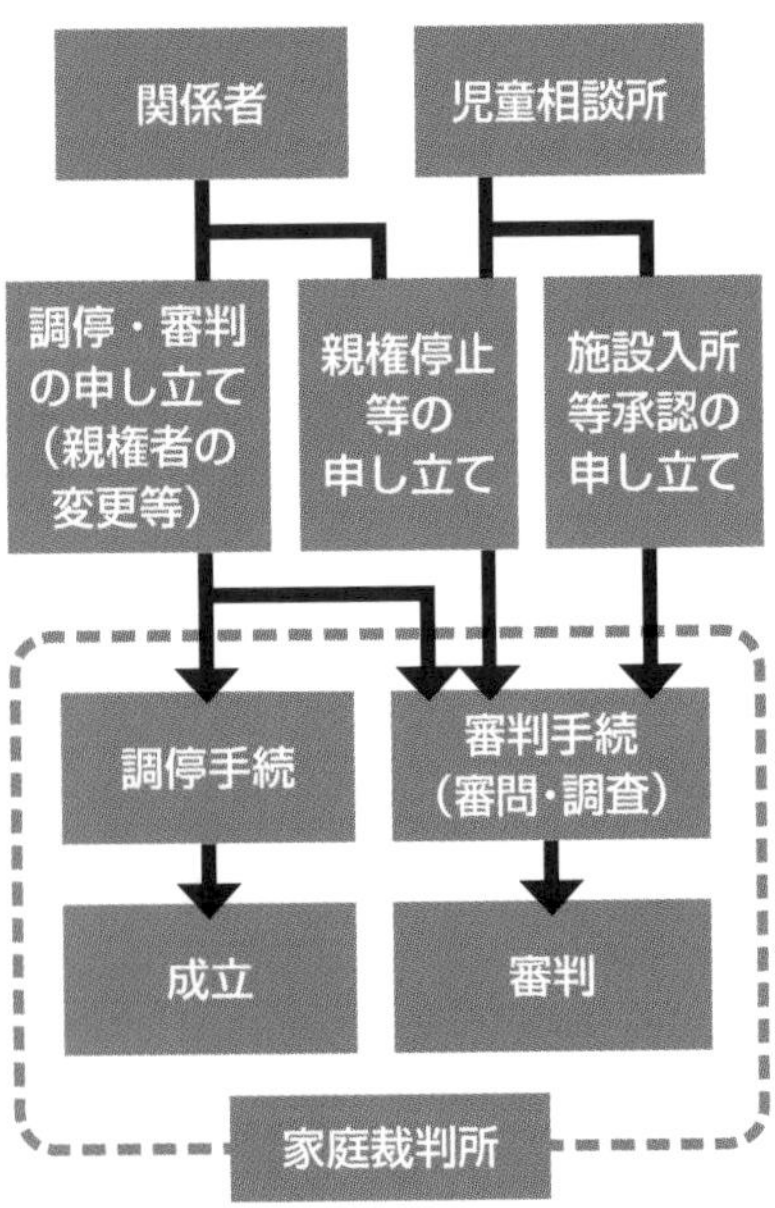

加害者に処罰を求める

子どもにトラウマを残すようなことをするのは、刑法で定められた犯罪行為にあたる可能性があります。暴力は暴行罪や傷害罪、性暴力や性的虐待は、強制わいせつ罪、強制性交等罪、監護者わいせつ罪、監護者性交等罪、ネグレクトは保護責任者遺棄罪で、加害者が処罰される可能性があります。

▼刑事事件の流れ

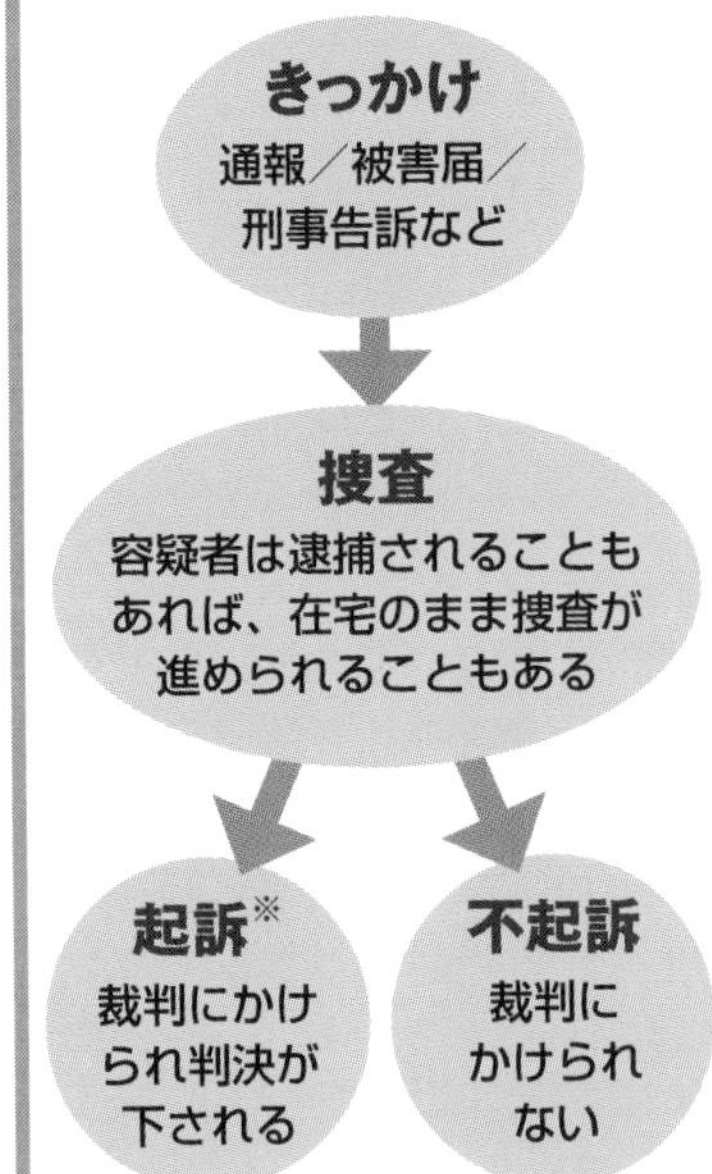

※被害を受けたときから一定以上の時間がたつと、起訴できなくなる（公訴時効）。たとえば暴行罪は3年、強制わいせつ罪（監護者わいせつ罪）は7年、強制性交等罪（監護者性交等罪）は10年

子どもの負担を減らす司法面接

法的な対応が必要と考えられる場合、司法面接（協同面接）といわれる形式で、子どもから話を聞くことがすすめられます。

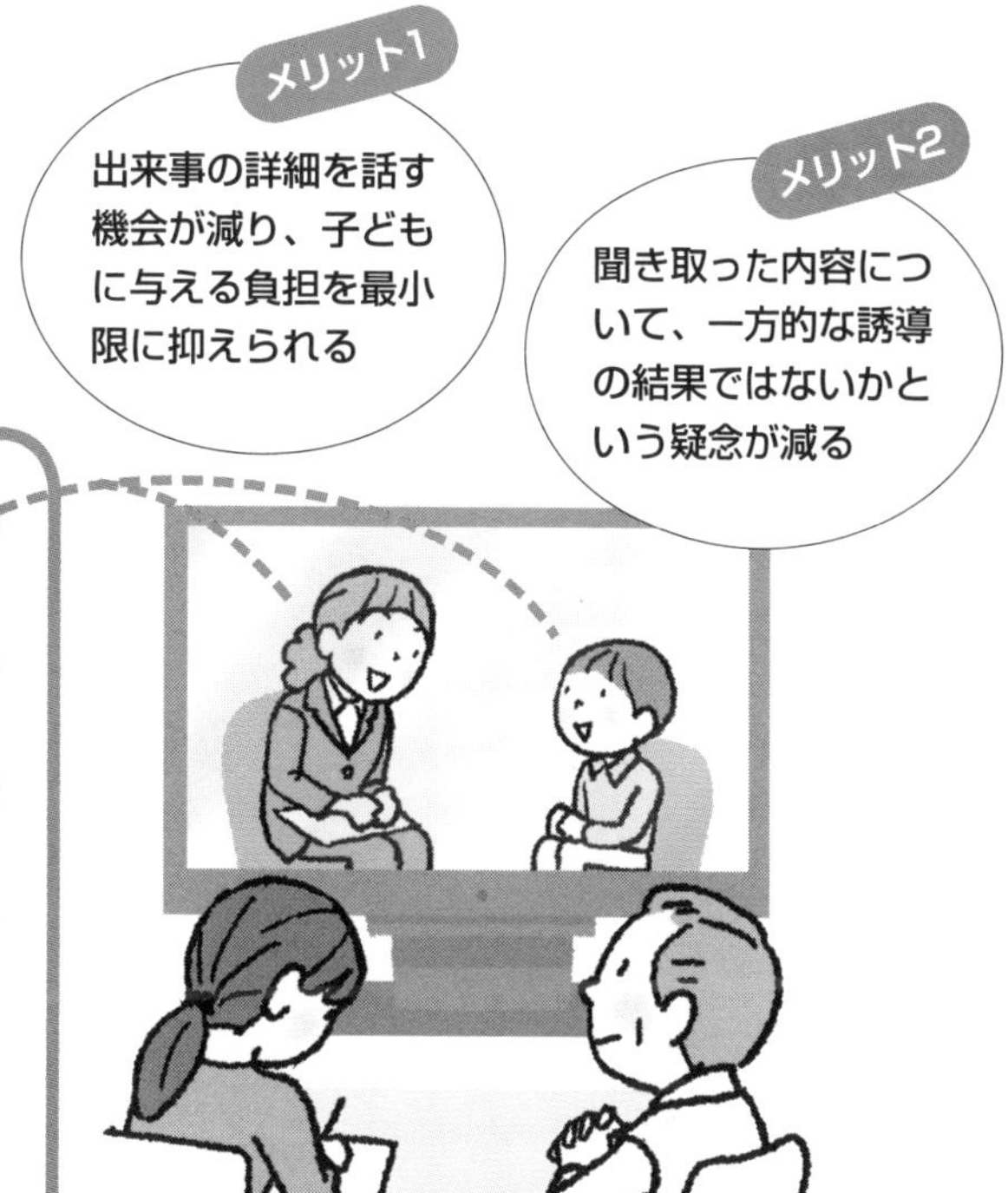

メリット1
出来事の詳細を話す機会が減り、子どもに与える負担を最小限に抑えられる
メリット2
聞き取った内容について、一方的な誘導の結果ではないかという疑念が減る

面接室では1対1で子どもに話を聞き、その様子を撮影。検察官や警察官、児童相談所の職員などの関係者が、別室のモニターで面接の様子を見守る

子どもに事実関係を尋ねるときの注意

- 6歳くらいにならないと、記憶を呼び起こすような質問には答えられない
- 順序立てて話しにくく、ところどころ話を飛ばす
- 「いつ？」には答えにくい。時系列は「○○が○○する前になにがあったの？」と確認
- 何度も同じ質問をされると記憶が混乱し、自分の答えが間違っている、違う答えをしなければいけないと思ってしまう。確認する際は「私がわからなくなってしまったから、もう一度教えて」という聞き方に
- 情報の出どころを上手に聞く。「パパがママをぶったのをどうやって知ったの？」など

子どもの特性を理解して話を聞く

法的な対応を進めるうえでは、手続き上、保護者（養育者）をはじめとする関係者の話だけでなく、子ども自身にも事実関係を尋ねる必要があります。とくに性的な被害については、身体的な傷などが残るケースは全体の二割ほどという報告もあり、子どもの証言は非常に重要な意味をもちます。

一方で、子どもは話をするたびにトラウマ記憶に向き合わなければならず、不用意な聴取は再トラウマを与えることになりかねません。やっとの思いで話をしたあと、別の人にまた同じ話をするように言われたり、「本当はこうだったのでは？」などと聞かれたりするうちに記憶が混乱し、確かな証言が得にくくなるおそれもあります。

聞きとる側の大人たちが子どもの特性を理解し、必要な情報を適切に子どもから引き出す工夫が必要です。

COLUMN

成人虐待サバイバーに聞く、支援関係のなかでの傷つき

「助ける」という構造にひそむ再トラウマ化の種

逆境を生き延びてきたサバイバーのなかには、「近所のお店の人がおかずを余分にくれた」「長期休みに、ごはんを食べに連れ出してくれた」など、地域の人が気にかけてくれたことを子どもの頃のよい思い出として語る人がいます。

一方、専門職としてかかわる支援者に対しては、複雑な思いをもちやすいようです。これはどうしてでしょう？

支援というかかわりは「助ける」という上から下への構造を否応なくはらんでいます。力関係のなかで傷ついたトラウマサバイバーと、その支援者は、過去のトラウマ体験（多くはパワーの格差が根底にある）を、その関係のなかで再演（ふたたび類似のことが引き起こされること）したり、再体験したりしやすくなります。深さと浅さ、近さと遠さ、親密になること、別離に至ること、支援のなかで生じる関係性のすべてがネガティブな色合いを帯びやすいのです。これは、支援者に原因があることも、どうしようもなく起きてくることもありますが、トラウマインフォームドケア（ＴＩＣ）を踏まえていることで予防は可能です。

サバイバーの声

- 「子どもはそんなことしません」「あの人はそんなことするわけありません」――大人は、あったことをなかったことにする天才だと思っていた。自分を責める気持ちや、「私が言うことは信じてもらえない」という無力感が強まった
- 命令されると、怖くなった。それで泣いたら、泣くなと怒鳴られた。家といっしょだと思った
- 支援者が親と対立し、私がその間に立たされ、どうすればよいかわからなかった
- どんな大人も、子どもに秘密をもたせないでほしかった。調査に来た人に「私に会ったことは、パパやママには言わないで」と言われて混乱した。後ろめたくなり、怖くなった
- 支援者の言葉が信じられなかった。「いやだったら話さなくていいよ」は「話せ」という意味だと感じていた

■本書の制作にあたり、下記の方々にご協力いただきました。また、お名前は記せませんが、虐待サバイバーの方々にもお話を聞かせていただきました。御礼申し上げます。

菊池裕義、紀平省悟、工藤晋平、鴻巣麻里香、田中淳一、菱川愛、森田展彰（敬称略、五十音順）

■監修者プロフィール

白川美也子（しらかわ・みやこ）

精神科医、臨床心理士。こころとからだ・光の花クリニック院長。浜松医科大学卒業後、国立療養所（現国立病院機構）天竜病院小児神経科・精神科医長、浜松市精神保健福祉センター所長。2008年国立精神・神経センター（現国立精神・神経医療研究センター）臨床研究基盤研究員、2010年昭和大学特任助教を経て、東日本大震災の被害者支援と地域における子ども虐待やDVによるサバイバーの方への臨床的支援、研究に携わる。2013年にクリニックを開業。著書に『赤ずきんとオオカミのトラウマ・ケア　自分を愛する力を取り戻す〔心理教育〕の本』（アスク・ヒューマン・ケア）、監修書に『トラウマのことがわかる本　生きづらさを軽くするためにできること』（講談社）、共監訳書に『子どものトラウマと悲嘆の治療』（金剛出版）、「子どものためのトラウマフォーカスト認知行動療法」（岩崎学術出版社）などがある。

■参考文献

笠原麻里／日本トラウマティック・ストレス学会編集委員会責任編集『子どものトラウマ　アセスメント・診断・治療』（金剛出版）

野坂祐子著『トラウマインフォームドケア “問題行動”を捉えなおす援助の視点』（日本評論社）

宮地尚子著『トラウマ』（岩波新書）

ランディ・バンクロフト著『DV・虐待にさらされた子どものトラウマを癒す』（明石書店）

藤森立男ら編著『復興と支援の災害心理学　大震災から「なに」を学ぶか』（福村出版）

ジュディス・A・コーエンら著『子どものトラウマと悲嘆の治療　トラウマ・フォーカスト認知行動療法マニュアル』（金剛出版）

「こころの科学　208」（日本評論社）

「子ども虐待対応の手引き」（厚生労働省）

「児童虐待防止マニュアル　早期発見・対応・連携」（文京区）

●編集協力　オフィス201、柳井亜紀
●カバーデザイン　松本　桂
●カバーイラスト　長谷川貴子
●本文デザイン　新谷雅宣
●本文イラスト　梶原香央里、千田和幸

健康ライブラリー イラスト版

子どものトラウマがよくわかる本

2020年9月23日 第1刷発行
2024年8月5日 第5刷発行

監　修　白川美也子（しらかわ・みやこ）
発行者　森田浩章
発行所　株式会社講談社
東京都文京区音羽二丁目12-21
郵便番号　112－8001
電話番号　編集　03-5395-3560
販売　03-5395-4415
業務　03-5395-3615
印刷所　TOPPAN株式会社
製本所　株式会社若林製本工場

N.D.C. 493　98p　21cm

©Miyako Shirakawa 2020, Printed in Japan

KODANSHA

定価はカバーに表示してあります。

落丁本・乱丁本は購入書店名を明記のうえ、小社業務宛にお送りください。送料小社負担にてお取り替えいたします。なお、この本についてのお問い合わせは、第一事業本部企画部からだとこころ編集宛にお願いいたします。本書のコピー、スキャン、デジタル化等の無断複製は著作権法上での例外を除き禁じられています。本書を代行業者等の第三者に依頼してスキャンやデジタル化することは、たとえ個人や家庭内の利用でも著作権法違反です。本書からの複写を希望される場合は、日本複製権センター（TEL03－6809－1281）にご連絡ください。Ⓡ〈日本複製権センター委託出版物〉

ISBN978-4-06-520432-0

講談社　健康ライブラリー　イラスト版

トラウマのことがわかる本
生きづらさを軽くするためにできること

こころとからだ・光の花クリニック院長
白川美也子　監修

つらい体験でできた「心の傷」が生活を脅かす。
トラウマの正体から心と体の整え方まで徹底解説！

ISBN978-4-06-516189-0

解離性障害のことがよくわかる本
影の気配におびえる病

精神科医　東京女子大学教授
柴山雅俊　監修

現実感がない、幻を見る……統合失調症やうつ病とどう違う？
どう治療する？　不思議な病態を徹底図解し、回復に導く決定版！

ISBN978-4-06-259764-7

支援・指導のむずかしい子を支える魔法の言葉

特別支援教育ネット代表
小栗正幸　監修

話が通じない、聞く耳をもたない子の心に響く対話術。
暴言・暴力、いじめ、不登校……困った場面も乗り切れる！

ISBN978-4-06-259819-4

拒食症と過食症の治し方

大阪市立大学名誉教授
切池信夫　監修

始まりは拒食か過食か、経過や治り方はさまざま。
まずは五分間吐くのをがまん！　悪循環は断ち切れる。

ISBN978-4-06-259804-0

自傷・自殺のことがわかる本
自分を傷つけない生き方のレッスン

国立精神・神経医療研究センター精神保健研究所
松本俊彦　監修

「死にたい…」「消えたい…」の本当の意味は？
回復への道につながるスキルと適切な支援法！

ISBN978-4-06-259821-7

認知行動療法のすべてがわかる本

千葉大学大学院医学研究院教授
清水栄司　監修

治療の流れを、医師のセリフ入りで解説。考え方の
悪循環はどうすれば治るのか。この一冊でわかる。

ISBN978-4-06-259444-8

講談社　こころライブラリー　イラスト版

境界性パーソナリティ障害の人の気持ちがわかる本

市ケ谷ひもろぎクリニック院長
牛島定信　監修

本人の苦しみと感情の動きをイラスト図解。周囲が感じる
「なぜ？」に答え、回復への道のりを明らかにする。

ISBN978-4-06-278967-7

双極性障害（躁うつ病）の人の気持ちを考える本

順天堂大学医学部精神医学講座主任教授
加藤忠史　監修

発病の戸惑いとショック、将来への不安や迷い……。
本人の苦しみと感情の動きにふれるイラスト版。

ISBN978-4-06-278970-7